I0040190

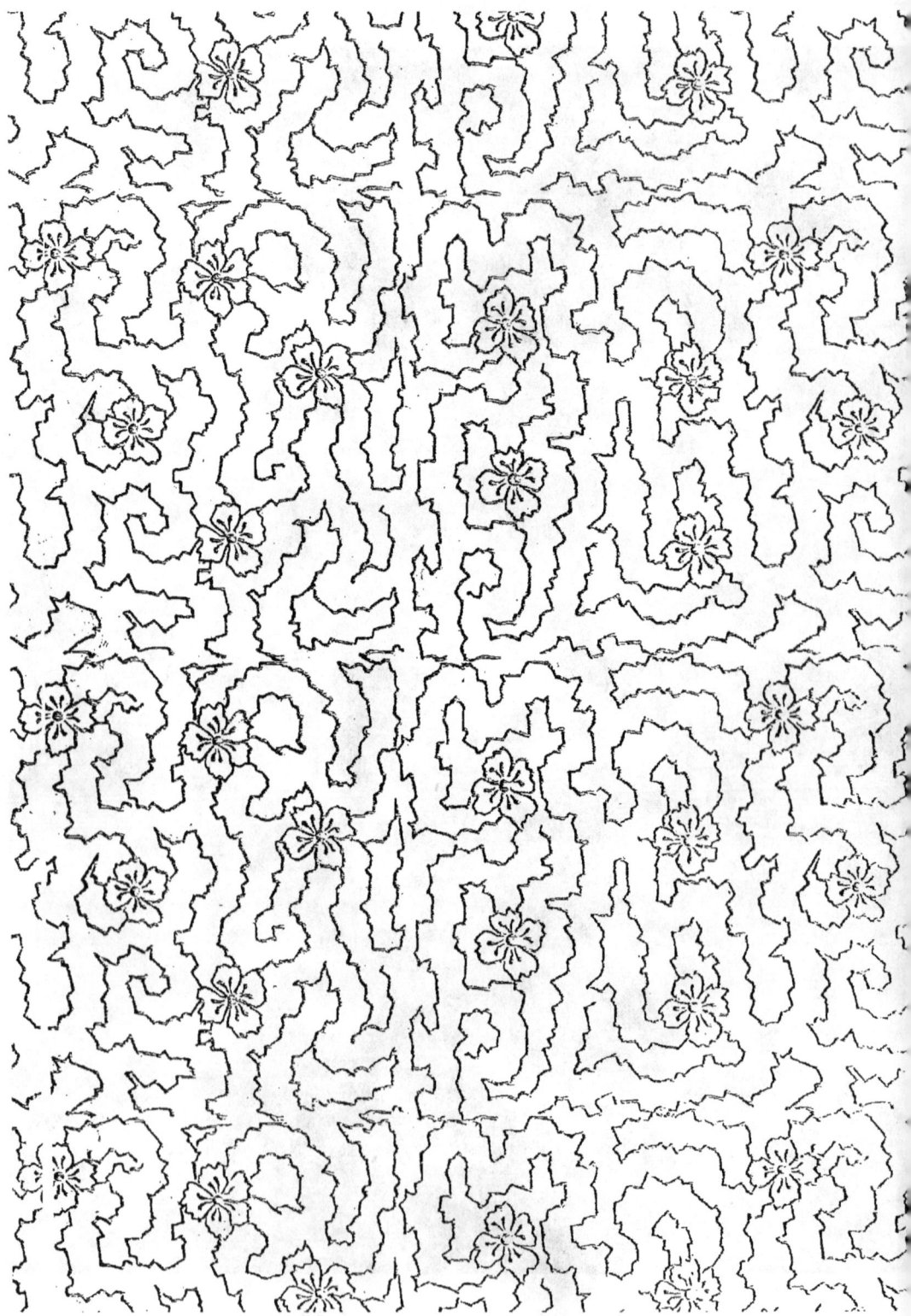

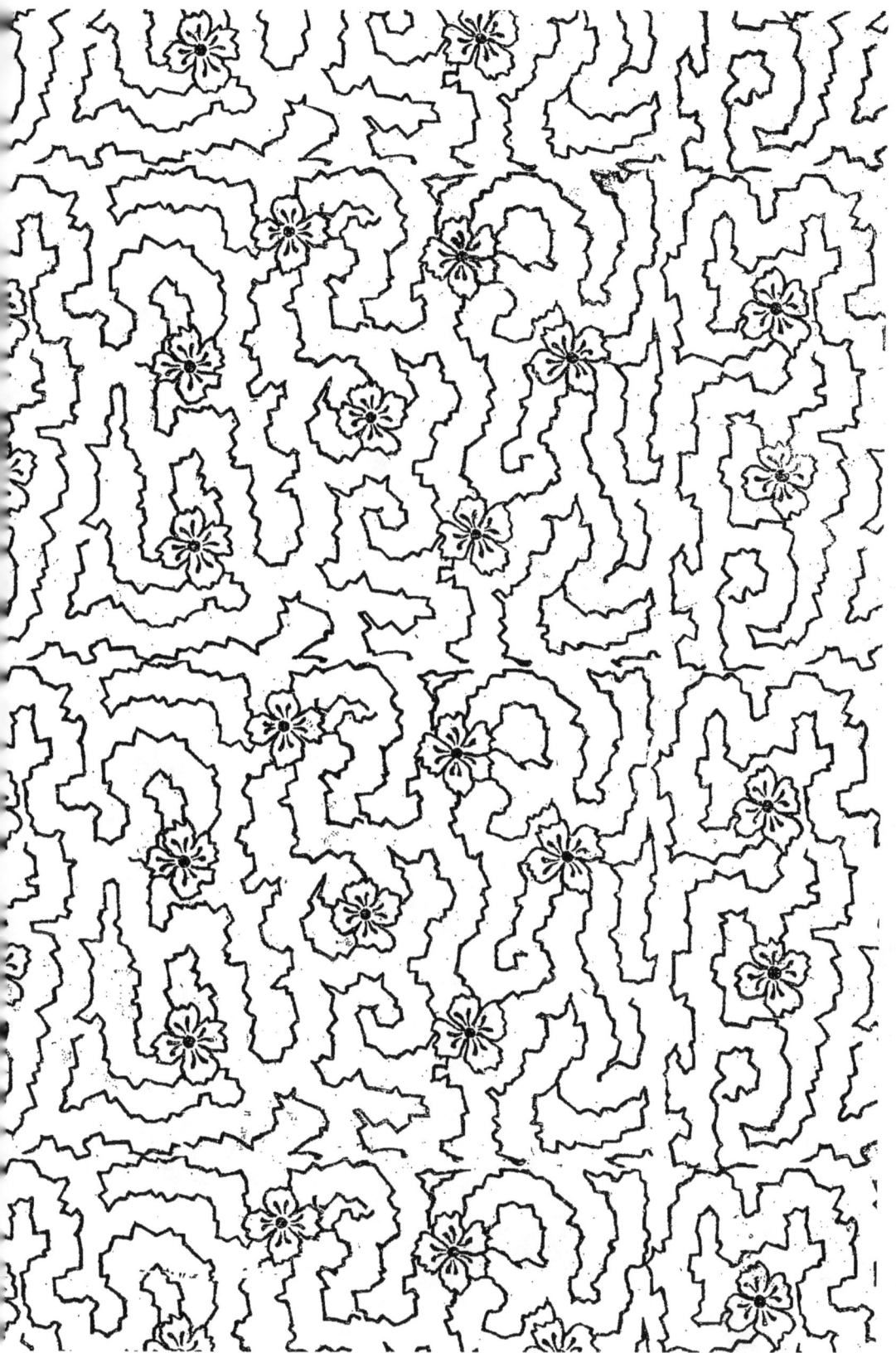

MÉDECINS

CHIRURGIENS ET BARBIERS

PAR

Le Docteur Jules ROGER

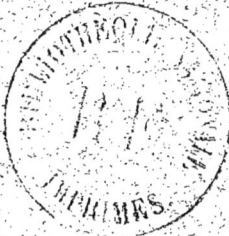

CHEVALIER DE SAINT-GRÉGOIRE-LE-GRAND
MÉDECIN DE L'ASILE DES PETITES SŒURS
MEMBRE DE LA SOCIÉTÉ MÉDICALE SAINT-LUC, SAINT-COSME ET SAINT-DAMIEN
CORRESPONDANT DE L'ACADÉMIE DE ROUEN
DE LA SOCIÉTÉ DES SCIENCES MÉDICALES DE LILLE
DE LA SOCIÉTÉ DES SCIENCES MÉDICO-CHIRURGICALES DE LIÈGE (BELGIQUE), ETC.

> Cherchons à relever le niveau moral de notre
> temps en évoquant les souvenirs du passé,
> si féconds en enseignements.

PARIS

G. STEINHEIL, ÉDITEUR

2, RUE CASIMIR-DELAVIGNE, 2

1894

MÉDECINS

CHIRURGIENS ET BARBIERS

DU MÊME AUTEUR

Étude physiologique et thérapeutique sur l'acide carboniqu (thèse inaugurale), 136 pages, format in-4°, 1867.

Secours aux noyés (nouvel appareil de respiration artificielle. 1871), Lepell tier, rue Séry, Havre. Prix, 1 franc. Mémoire récompensé par plusieu Sociétés de sauvetage.

Nouveau forceps asymétrique. — Mémoire récompensé par la Socié médico-chirurgicale de Liège (Belgique), 1875. Paris, O. Doin, 8, place l'Odéon. Prix, 2 fr. (avec gravures).

Dystocie par allongement hypertrophique congénital du col d l'utérus. — 1877, Paris, O. Doin, 8, place de l'Odéon. Prix, 1 fr. 50.

Accidents de l'usine et de l'atelier. — Dieppe, Paul Leprêtre. 1879.

Essai critique sur le traitement chirurgical des kystes hyda tiques du foie. — Paris, 1880, O. Doin, 8, place de l'Odéon.

De la nécessité de l'instruction. — Brochure de 50 pages, 1875, J. Br nier et Cie, Havre.

Éducation et instruction. — Discours fait au cercle Sainte-Mari 25 septembre 1877, Albert Mignot, Havre.

L'enseignement religieux dans l'École. — Lettre adressée au réda teur du *Courrier du Havre*.

Souvenirs d'Italie. — In-8° de 300 pages, V. Palmé, 76, rue des Saint Pères. Prix, 3 fr. — 1879, Paris.

La solution du problème. — Brochure de 40 pages, 1880, Dussaux, Bolbec

Voltaire malade. — Étude historique et médicale (avec gravure), Marpo et Flammarion, 25, rue Racine. Prix, 3 fr. 50. — 1883, Paris.

Des réformes sociales (Lettre à un ami). — Brochure de 16 pages, 188 Brenier et Cie, Havre.

Syndicats ouvriers et régime corporatif. — In-8° de 94 pages. 188 A. Mignot, Havre.

Quelques considérations sur la liberté du travail. — Discours pro noncé au cercle Saint-Joseph. — In-8° de 19 pages, Besnard-Brière, rue de Pincettes, 57. — 1888, Havre.

D'un cas de fracture intra-utérine du fémur pendant l'accouche ment (6 juin 1886), par traction digitale dans une présentation du siège guérison sans claudication. — Société des sciences médicales de Lille. 188

Hecquet, docteur, régent et ancien doyen de la Faculté de médecine de Paris Sa vie, ses œuvres, avec un portrait d'Hecquet et une vignette (sceau d l'ancienne Faculté de médecine). — Paris, Retaux-Bray. 82, rue Bonaparte 1889. Prix, 1 fr. 50.

Fracture du fémur chez une femme âgée de 93 ans (apparei Tillaux), guérison, décès cinq ans après. — *Journal des sciences médicale de Lille*, 1889.

Les médecins normands du XIIe au XIXe siècle (Seine-Inférieure) Biographie et bibliographie avec 5 portraits. In-8° raisin, Paris. Steinheil 1890. Prix, 7 francs.

Appel aux conservateurs (Pourquoi la République). A. Brindeau. 1891.

Liberté et syndicats médicaux. — Havre, Brindeau. 1892.

Edouard Le Hericher, ex-régent de rhétorique, ancien président de la Société d'archéologie (Souvenirs intimes) avec son portrait. Avranches, 1893.

HAVRE. — IMPRIMERIE LEMALE ET Cie, 3, RUE DE LA BOURSE

MÉDECINS

CHIRURGIENS ET BARBIERS

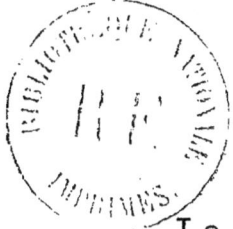

PAR

Le Docteur Jules ROGER

CHEVALIER DE SAINT-GRÉGOIRE LE GRAND
MÉDECIN DE L'ASILE DES PETITES SŒURS
MEMBRE DE LA SOCIÉTÉ MÉDICALE SAINT-LUC, SAINT-COSME ET SAINT-DAMIEN
CORRESPONDANT DE L'ACADÉMIE DE ROUEN
DE LA SOCIÉTÉ DES SCIENCES MÉDICALES DE LILLE
DE LA SOCIÉTÉ DES SCIENCES MÉDICO-CHIRURGICALES DE LIÈGE (BELGIQUE), ETC.

> Cherchons à relever le niveau moral de note,
> temps en évoquant les souvenirs du passré
> si féconds en enseignements.

PARIS

G. STEINHEIL, ÉDITEUR

2, RUE CASIMIR-DELAVIGNE, 2

1894

MÉDECINS

CHIRURGIENS ET BARBIERS [1]

———————

Que fut, sur notre vieux sol gaulois, durant les douze premiers siècles de notre ère, l'exercice de la médecine ?

« Ni l'esprit du temps, ni la fréquence des commotions politiques n'étaient propres à la culture des sciences, et il n'est resté de cette période de plusieurs siècles que quelques noms obscurs, arrachés à grand'peine à la poussière des chroniques. » (Malgaigne, *Œuvres d'A. Paré*). Les persécutions religieuses nombreuses encore, durant les premiers siècles, les invasions, etc., ne permirent guère d'organiser les écoles. Elles ne prirent un réel essor que sous Charlemagne. Les écoles palatines furent le berceau des Universités qui, au XIIIᵉ siècle, allaient peu à peu donner aux sciences cet essor magnifique dont nous récoltons aujourd'hui les immenses bienfaits.

[1] Si le récit que je vais entreprendre peut intéresser mes confrères, je serais heureux s'ils en tiraient d'autre profit que la seule curiosité satisfaite. On a mis souvent une légèreté regrettable à dénigrer ceux qui nous ont précédés dans la carrière, on les a trop méconnus. S'ils eurent leurs faiblesses, leurs travers, leurs côtés humains, ils nous ont aussi laissé de grandes leçons, de nobles exemples à imiter. Pénétrons-nous de l'esprit qui les animait, nous en profiterons, je l'affirme sans crainte. Arrêtons nos regards sur leurs sages règlements qui visaient toujours à la grandeur morale, à l'indépendance de la profession ; nous y gagnerons personnellement, en hauteur de vues, en générosité dans les actes ; et nos associations médicales n'en deviendront que plus fortes, plus vivantes, plus respectées.

Les temps où nous vivons rendent, ce nous semble, plus que jamais nécessaire de rappeler les coutumes d'antan que des hommes injustes et violents ont un jour brutalement détruites. De plus, je suis heureux de contribuer à répandre ainsi des faits trop peu connus de la génération présente qui lit peu les anciens, et se désintéresse trop de la littérature médicale. Il y a là plus que quelques glanes à recueillir.

Un grand fait à cette époque prime tous les autres. Le christianisme avait inscrit sur sa bannière un mot nouveau, celui de charité. La charité comprenait, avec l'aumône aux pauvres et des obligations de l'ordre moral, le secours aux malades. Pour pouvoir être charitable dans toute l'étendue du mot. il fallait savoir agir en médecin, et avec les consolations spirituelles connaître l'art d'administrer les remèdes. Nous allons voir moines, prêtres, laïques et médecins s'efforcer de répondre à ce double but qui demeure encore la plus haute expression de notre devoir social, et qui place notre profession, avec celle du prêtre, au-dessus de toutes les autres.

Sans doute, on songea plus au début à faire œuvre de charité qu'à faire œuvre de science. Mais le bien amène le bien. et il arriva, ce qui est certes digne d'être remarqué, que les services qu'on rend à l'humanité sont des services qu'on rend également au savoir humain. C'est ce que prouvera la suite de ce récit.

Ce fut pour notre art une sombre époque que celle où nous voyons les druides se mêler de médecine. Leur savoir était bien faible, et rares leurs remèdes, dus exclusivement à l'empirisme. La superstition jouait un grand rôle. on pourrait dire presque exclusif, et leur médecine était dégénérée en magie. Ainsi le *Salago*, herbe semblable au thamarin, avait de nombreuses vertus. La fumée de cette plante était souveraine contre les maladies des yeux, « mais il fallait la cueillir nu-pieds, sans aucun « instrument qui coupât, après avoir fait une oblation de pain et de « vin. Le *Samolum* ou *Pulsatilla*. était, selon eux. un remède « excellent pour guérir les maladies des bœufs et des pourceaux. « Mais on devait le cueillir à jeun, ne point regarder celui qui le « cueillait, ne le mettre et ne le broyer que dans un canal. »

Si l'on s'était frotté de la verveine ou Hierabotane. on pouvait s'attirer de l'amitié de qui l'on voulait, obtenir ce que l'on désirait, chasser les fièvres, et toutes sortes de maladies. Broyée dans du vin, elle était médicinale contre les morsures des serpents. La même plante jouissait de propriétés différentes, selon la manière dont elle avait été cueillie ou préparée.

« Entre les remèdes qu'ont toujours les druides, la glu tenait le premier rang ; ils la vantaient comme un spécifique contre toutes sortes de poisons et propre à rendre féconds les animaux stériles. Aussi rien n'était plus sacré parmi eux que cette glu. »

Les noms de deux médecins gaulois, Crinas et Charmis, qui vécurent au premier siècle, et qui exercèrent la médecine « avec un succès prodigieux quoiqu'ils suivissent une méthode extraordinaire et qu'ils s'y fussent frayés des routes nouvelles » sont parvenus jusqu'à nous.

Dans le temps de Saint-Pothin, au II° siècle, il y avait aussi à Lyon un chrétien nommé Alexandre, né en Phrygie, et médecin de profession, qui contribua beaucoup à l'œuvre du Seigneur.

Abascante exerçait la médecine à Lyon au commencement du II° siècle. Il paraît qu'il se rendit célèbre dans sa profession. Galien, qui ne fleurissait que plusieurs années après lui, et dans des lieux assez éloignés de Lyon, a eu connaissance et de sa personne et de ses écrits. Il témoigne même en avoir fait quelque estime par l'honneur qu'il lui a fait de lui donner rang entre les médecins dont il avait profité. On ne connaît point d'ailleurs ses ouvrages, et c'est tout ce que l'on peut se flatter de savoir de certain touchant ce médecin gaulois.

Au I°r et au II° siècle de notre ère, la Gaule fut transformée par l'administration romaine, et celle-ci dut s'occuper de l'organisation médicale. Le nombre des médecins fut fixé à dix dans les très grandes villes, à sept dans les villes de second ordre, à cinq dans les villes moins importantes, et de nombreux avantages leur étaient assurés. Un traitement leur était alloué par les décurions. Soumis au contrôle de l'administration, nommés par elle, ils pouvaient être révoqués ou privés de leurs immunités en cas de négligence dans leur service. Telles étaient les conditions dans lesquelles s'exerçait alors dans la Gaule la médecine civile.

Le traitement par les eaux minérales était alors fort en usage. Beaucoup d'établissements modernes sont élevés sur les ruines des établissements thermaux édifiés par les Romains. A défaut de connaissances techniques sur la valeur de ces eaux, l'expérience leur avait appris à en tirer un utile parti.

A l'époque de Galien, au II° siècle, beaucoup d'opérations

étaient le domaine de spécialistes qui soignaient, qui les dents, qui les yeux, qui les oreilles, etc.

Constantin fit quelques efforts pour favoriser la médecine. Dès 321, il ordonna que les médecins, les professeurs de belles-lettres, et en général tous ceux qui enseignent la jeunesse, seraient exempts, eux et leurs biens, de tout impôt ou autre charge publique ; qu'on serait exact à leur payer leur salaire ; qu'ils ne pourraient être mis en justice ; que ceux qui leur feraient quelque tort paieraient une amende très considérable ; qu'ils pourraient, si c'était de leur goût, être élevés aux honneurs de la République, mais que l'on ne pourrait point les y contraindre, s'ils y avaient quelque répugnance. « Par une autre loi en date du 27 septembre 333, ce même prince étendit ces privilèges d'immunité jusqu'aux femmes et aux enfants des médecins. Valentinien Ier, attentif à tout, et désireux de prévenir tout ce qui aurait pu nuire aux études médicales, fit une ordonnance qui contient de sages règlements pour la jeunesse. Par cette loi, qui est du mois de mars 370, faite à Trèves, « il est défendu aux étudiants d'assister trop souvent aux spectacles et de se trouver trop fréquemment aux festins. De plus, injonction leur est faite de vivre dans la règle et la modestie qui convient à ceux qui font profession des arts libéraux, sous peine d'être fouettés publiquement et renvoyés en leurs pays. »

Au Ve siècle, la barbarie vient tout détruire, tout renverser, sciences profanes, sciences ecclésiastiques. La médecine ne fut pas épargnée. Au lieu de ces médecins habiles de l'antiquité, ceux de ce Ve siècle sont à la vérité très prompts à proposer des remèdes, mais non à s'accorder ensemble. On voit les médecins assez assidus auprès des malades, mais peu habiles à les soulager. Ils en tuaient plusieurs par suite de leur ignorance.

Quelques-uns pourtant s'efforcent de réagir, et le nom de Marcel surnommé l'empirique mérite assurément un souvenir.

Marcel paraît avoir beaucoup plus écrit sur certains remèdes que la médecine emploie, qu'il ne paraît l'avoir exercée. Il était chrétien et Suidas ne craint pas de le qualifier « un monde, un amas de vertus de toutes sortes, ou plutôt la vertu vivante même dans un corps mortel ».

En adressant à ses enfants le recueil de ses remèdes, il les exhorte à les communiquer libéralement à tout le monde, surtout aux pauvres et aux étrangers, pour être, dit-il, « plus agréable aux yeux de Dieu et plus honorable devant les hommes ».

Marcel était Gaulois, et de la ville de « Bourdeaux ». Il fut maître des offices sous Théodose le Grand, et continua d'exercer la même charge sous l'empereur Arcade, son fils.

L'ouvrage de Marcel a pour titre *De medicamentis*. Mais l'auteur dans sa préface le nomme : *De empiricis remediorum physicorum, sive rationabilium confectionibus et annotianibus partium unde collectis*. Il s'attacha à décrire les remèdes les plus simples, ceux que les gens de la campagne et le petit peuple peuvent trouver au hasard.

« Le motif qui le porta, dit-il, à entreprendre ce travail, fut de fournir par là à ses enfants un moyen présent, pour remédier à leurs maladies, sans être obligés de recourir aux médecins. Si néanmoins, il s'agissait de remèdes composés, il les exhortait à n'en point user d'eux-mêmes, sans appeler les médecins les plus habiles. »

« Il eut soin de mettre à la tête de son recueil les différents poids et mesures qui servent à les exprimer selon l'usage de la Grèce et des anciens médecins. On les y retrouve encore en latin. »

La préface de Marcel et sa liste des poids et mesures est suivie de plusieurs lettres de divers médecins. On en voit deux d'Hippocrate, une de Largius Designatianus, une autre de Pline, deux de Cornelius Celsius, et une de Vindirien.

Tout l'ouvrage de Marcel est divisé en 36 chapitres, dans chacun desquels il indique divers remèdes propres à guérir telles ou telles maladies.

Il mit à la fin de son ouvrage un petit poème en vers hexamètres, sur les différentes espèces de drogues dont il parle dans son recueil. Ce poème contient 78 vers.

Marcel, dans ses écrits, a fait beaucoup trop large la part à la magie, à la superstition. Il est étonnant qu'étant chrétien, il se soit laissé aller à de telles rêveries. Tel simple qu'il conseille devra être cueilli de la main gauche. Pour retirer une paille introduite dans les yeux, il veut « qu'ouvrant l'œil avec trois doigts de la main gauche, sans anneau, l'on crache trois fois en disant autant de fois « *rica, rica, soro* ».

Si peu estimable que soit l'ouvrage de Marcel, il est curieux pour cette époque, qui nous a laissé si peu d'écrits, et il n'a pas laissé d'être cité par ceux qui ont écrit après lui : Paulus Ægineta le cite pour les remèdes qu'il conseille pour les brûlures.

L'édition de l'ouvrage de Marcel par Cornaro, parut à Basle, l'an 1536. Il fut imprimé à Venise en 1547, dans les ouvrages des anciens médecins. Ensuite il fut réimprimé entre les principaux médecins dont Henri Estienne donna une édition à Paris, l'an 1567, en deux gros volumes in-folio.

Le nom de Désaire, médecin de profession, nous a été encore gardé par l'histoire sans raison bien apparente. Il était d'Aquitaine, et « s'était affectionné à une personne de très grande distinction ». Il la suivit à Rome, résolu de passer ses jours auprès d'elle. Il parut avec beaucoup d'éclat dans cette capitale de l'Empire, et y acquit à juste titre le premier rang, entre les personnes de sa profession. Mais il perdit son patron à Rome, et il revint dans la Gaule.

Durant son séjour dans cette ville, nous savons qu'il parut avec beaucoup de distinction dans de savantes conférences où se trouvaient assemblés les grands et les plus habiles gens de Rome. « Dans celle où l'on agita la question de savoir si la digestion se fait mieux en ne prenant qu'une nourriture simple, qu'en usant de diverses viandes » les savants voulurent que Prétextat « ouvrit les opinions ». Mais « Prétextat s'en excusa et céda à Désaire l'honneur de la parole, parce que, dit-il, il connaît ce qui convient au corps humain, comme la nature, qui l'a formé, le connaît elle-même ».

Désaire établit que la nourriture simple est plus facile à digérer que celle qui est composée de viandes différentes, ce qu'il prouva, dit Macrobe, par des exemples fort naturels et pris de l'expérience, puis par le raisonnement, et enfin par l'autorité.

Nous avons ensuite à franchir trois siècles, sans trouver un nom qui mérite d'être signalé. La médecine ne fut pas en grand honneur auprès de Charlemagne.

On donne ordinairement pour raison que Charlemagne n'aimait

ni n'estimait les médecins, qui, cependant, avaient été en si grand honneur chez les empereurs romains.

Ce ne fut que vers la fin de ses jours, que, sentant peut-être les infirmités de la vieillesse, et comprenant que des hommes qui aiment la vie et la santé ne peuvent guère se passer de la médecine, il ordonna qu'on la ferait étudier de bonne heure aux jeunes gens.

Malgré cela on ne voit point qu'on ait écrit sur cet art ; mais on sait que Diclon, abbé de Saint-Pierre-le-Vif, à Sens, du temps de Loup de Ferrière, et Ligoalde, abbé d'Epternac, puis évêque de Spolette, s'y rendirent fort habiles.

Le médecin de Charles le Chauve était un juif nommé Ledecias ; ce qui fait croire que la médecine était alors également exercée par les juifs.

Un recueil en deux volumes sur la médecine, c'était proprement une collection de secrets, ou remèdes empiriques pour guérir grand nombre de maladies. Bertaire (abbé du Mont-Cassin) les avait tirés avec beaucoup d'art de plusieurs auteurs qui avaient écrit sur ce sujet. Ce recueil a fait croire que ce pieux abbé avait exercé la médecine avant de quitter le monde, et qu'il avait brillé dans cette profession.

« L'on ne devint guère plus habile au Xe siècle dans la médecine. Gerbert en avait étudié quelque partie, nommément celle qui concerne les maladies des yeux. Fulbert paraît en avoir su beaucoup plus ; il exerça même cet art jusqu'à son épiscopat », ce qui se bornait à donner ou même simplement indiquer des remèdes. Il y avait aussi en Maillezais, en Poitou, un moine qui passait pour habile en médecine, et que Guillaume IV duc d'Aquitaine, fondateur de ce monastère, appela dans sa maladie pour se servir de son ministère. Du reste on ne trouve point de preuves que nos Français en fissent une étude sérieuse et réglée. Ils avaient, parmi leurs divers ouvrages, ceux de quelques anciens médecins, qu'ils consultaient quelquefois, et connaissaient par tradition de leurs pères. Ils usaient des remèdes empiriques les plus nécessaires, ce qui était d'ancien usage dans la Gaule, comme on l'a dit ailleurs ; et c'est apparemment en quoi consistait leur principale science de la médecine.

« Le docte Fulbert avait étudié avec Gerbert comme on l'a vu
et y avait appris les sciences et les beaux-arts. Il exerçait la médecine et donnait même des médicaments, mais il cessa de le faire
lorsqu'il fut élevé à l'épiscopat. »

Goisbert, au XIᵉ siècle, passait pour avoir une grande connaissance de la médecine, et se fit moine à Saint-Sorieul.

Outre les sciences qu'on enseignait ordinairement dans les autres
monastères, on étudiait encore à Saint-Bénigne les diverses
parties des mathématiques, et même la médecine.

Jean, surnommé Jeannelin à cause de sa petite taille, qui fut
dans la suite abbé de Fécamp, étudia la médecine à Saint-Bénigne,
et s'y rendit habile.

On y remarque un Jobert, encore jeune, mais instruit des bonnes
lettres, et un Hugues, surnommé le Physicien, parce que apparemment il avait donné une application particulière à la médecine.
Ce trait joint à un autre que nous fournit la vie de saint Guillaume Firmat, chanoine de Saint-Venant aussi à Tours, mort vers
1090, fait songer qu'on étudiait avec quelque succès cette littérature à l'école de cette ville. On a vu que saint Fulbert, le principal
maître de Berenger, s'en mêlait ; et il était assez naturel que ses
disciples y prissent quelque goût. Il est marqué du saint chanoine
en question qu'il s'y rendit si habile, qu'il réussissait à faire des
guérisons les plus surprenantes.

Parmi les hommes remarquables de l'école de Marmoutier, il
faut distinguer le fameux Raoul, surnommé de Mala-Corona,
issu d'une ancienne noblesse de France et de Bretagne, mais
établie en Normandie, où elle s'allia à la maison de Grantemaisnil.
Raoul, dès son enfance, s'appliqua avec tant de succès à l'étude
des sciences, qu'il posséda à fond tous les arts libéraux, et qu'il
apprit plusieurs rares secrets, ce qui le faisait regarder comme un
homme consommé dans la connaissance de la nature, surtout de la
médecine ; et, après avoir parcouru presque toutes les écoles de
France et d'Italie, tant pour perfectionner que pour faire admirer
son savoir, il alla s'enfermer dans l'obscurité de la solitude de
Marmoutier. Il y mourut en odeur de piété vers 1064, au bout de
sept ans de pénitence.

Nos Français cultivèrent la médecine beaucoup plus que la physique proprement dite, à raison sans doute de sa plus grande utilité. Comme il n'y avait presque que les clercs et les moines qui sussent les lettres, aussi étaient-ils les seuls qui s'appliquassent à la médecine. Les évêques même et les abbés, en faisaient l'objet de leurs études et l'exerçaient quelquefois. Fulbert de Chartres y donna une application particulière, et l'exerça longtemps. Étant ensuite élevé à l'épiscopat, il en cessa l'exercice ordinaire ; de façon néanmoins qu'il ne laissait pas quelquefois d'en faire usage. Gilbert Maminot, évêque de Lisieux, passait pour y être si habile que Guillaume le Conquérant le choisit pour son premier médecin. Ce fut lui qui, avec Gontard, abbé de Jumièges, et quelques autres médecins traita ce prince dans sa dernière maladie.

On ne voit point qu'on en donnât des leçons aux écoles monastiques, non plus qu'aux autres. Il n'y avait en France que des particuliers qui se portassent à cette étude, soit par goût, soit par intérêt ou par nécessité.

La célèbre école de médecine établie à Salerne, au royaume de Naples, où nos Français avaient de grandes relations, à la faveur des conquêtes de la Pouille et de la Calabre par les Normands, put bien leur faire naître un nouveau goût pour cette science.

Tout cela concourut à multiplier les médecins en France.

Outre ceux qu'on vient de nommer, Hildier, disciple de Fulbert, et comparable à son maître pour le mérite, acquit une grande connaissance de la médecine. Jean et Goisbert, l'un et l'autre de Chartres, s'y rendirent fort habiles. Le premier fut médecin du roi Henri Ier. Baudouin, moine de Saint-Denys près de Paris, s'y fit une telle réputation, que le roi Édouard l'appela en Angleterre, où il mourut abbé de Saint-Edmond, le vingt-neuvième de décembre 1097. Il ne fut pas alors le seul médecin que la France donna alors à l'Angleterre. Grimbald, Normand de nation, y étant passé avec tant d'autres qui s'y habituèrent, exerça la même profession à Oxford sous le règne de Henri Ier. « On trouve un Hugues, moine de Cluny, qui signe à un acte avec la qualité de médecin du Grand-Hugues, c'est-à-dire du saint abbé de Cluny qui portait ce nom ; circonstance remarquable, qui nous ferait croire que chaque abbaye avait au moins un médecin pour les besoins des frères. On a déjà vu un Joannelin à Saint-Bénigne, un Goubert à Saint-Evroul, un Baudouin à Saint-Denys. Marmoutier avait aussi un de ses moines nommé Jacques qui était aussi médecin, et avant lui Tetbert et Raoul de Mala-Corona. Hugues, chanoine de Saint-Martin à Tours, était aussi médecin, ce qui lui faisait donner la qualification de physicien, parce que alors on confondait la médecine avec la physique.

« Quelques-uns n'y étaient que médiocrement versés. Mais quelques autres y excellèrent pour leur temps, et s'y firent une brillante réputation. » Tetbert, moine de Marmoutier, au milieu de ce siècle, y était si habile que les maladies les plus désespérées en apparence cédèrent à son habileté. Raoul de Mala-Corona, se trouvant à Salerne dans le cours de ses voyages, et ayant eu occasion de faire preuve de son savoir dans la fameuse école de médecine de la même ville, il ne se trouva qu'une seule *dame* qui en sût plus que Raoul. On était désireux au Bec d'amasser et même de faire venir de loin les livres de médecine : comme le traité du pouls, apparemment de Galien, les aphorismes d'Hippocrate avec les gloses... L'on n'a pourtant pas de preuves qu'avec tous ces secours, ils aient entrepris d'écrire sur la médecine. Seulement, il y en a divers traits dans quelques lettres de saint Fulbert. La cent treizième en particulier entre dans un juste détail de la manière de prendre un remède dont il s'agissait, et du régime que la personne devait garder.

La médecine eut, au XIIᵉ siècle, une vogue extraordinaire. Enseignée à Montpellier, dès le commencement du siècle, elle le fut aussi à Paris vers le règne de Louis le Jeune, et nombre de Français allaient l'étudier à l'école de Salerne.

Les clercs et les moines l'étudiaient en leur particulier. Presque seuls, avec les juifs, ils exerçaient, comme nous l'avons dit, la médecine. Elle fut étudiée même dans les monastères de filles.

Au Paraclet, l'infirmière devait savoir la médecine, pour qu'elle fût en état de pourvoir le monastère des médicaments nécessaires. Il était encore ordonné qu'une des religieuses de la maison saurait saigner afin de se pouvoir passer du ministère des chirurgiens.

Sainte Hildegarde, abbesse du Mont-Saint-Rupart, composa un recueil de remèdes pour diverses maladies. Il fut imprimé plus d'une fois.

Combien pauvre devait être le savoir de ces médecins, alors que l'anatomie était ignorée, et la botanique fort mal étudiée. La médecine n'avait alors pour serviteur que de véritables empiriques.

Les préceptes de l'école de Salerne étaient l'arsenal où l'on allait prendre des conseils. Ces règles courtes et sentencieuses, en prose, que Gilles de Corbeil, premier médecin du roi Philippe-Auguste, mit ensuite en vers, et fit entrer comme on croit dans son grand ouvrage, *De la vertu des médicaments composés*, étaient alors dans le goût du temps.

Dans le cours de ce siècle, on ne connaît en fait d'ouvrages écrits ou publiés que le recueil des préceptes, en français, du temps du comte de Vallois, abbé de Punel de l'ordre de Saint-Benoît, un commentaire sur la peste de Clodius Cervianus, et le fameux traité *de mediciis urinarum*, par Gilles de Corbeil ; tout au moins ces ouvrages furent-ils les principaux.

Quelques-uns s'illustrèrent aussi dans leur profession : tel fut Obigon, premier médecin du roi Louis le Gros ; Pierre Lombard, premier médecin du roi Louis le Jeune, chanoine de l'église de Chartres ; Mauger, archidiacre d'Évreux, puis évêque de Vorchester en 1199, remplit aussi la place de premier médecin près de Richard Ier, roi d'Angleterre ; Robert et Hugues, successivement médecin de Suger, abbé de Saint-Denis ; Ausculfe, qui paraît avoir été médecin de Henri de France ; il faut citer encore Jean, moine et médecin de l'abbaye de Saint-Nicolas d'Anger, Alginer ou Alguirin, moine de Clairvaux vers 1100.

Si ces religieux rendaient d'incontestables services, il faut reconnaître que c'était souvent aux dépens de la règle ; et si quelques-uns, comme Alginer, ne se prévalaient pas de leur profession, au préjudice de leur pénitence ordinaire, il faut avouer qu'ainsi que beaucoup d'autres ils n'exerçaient l'art médical qu'en vue du lucre, et en prenaient occasion pour se dispenser de leurs devoirs les plus essentiels, et pour s'absenter le plus souvent qu'ils pouvaient de leur monastère.

Aussi, et parce que les fonctions de médecin ne convenaient point à la pureté de vie qu'exige l'état monastique, le concile de Reims, en 1131, défendit aux moines et aux chanoines réguliers l'étude et l'exercice de la médecine, défense réitérée au concile de Latran, en 1139, et à celui de Tours, en 1163, de Montpellier, en 1162.

Par ce qui se voit dans la suite, on peut croire que les conciles avaient eu plus en vue de corriger les abus qu'entraînait l'exercice de la médecine que l'étude de la médecine, car nous voyons cette étude se poursuivre dans les cloîtres ainsi que la pratique médicale.

Pour détourner les moines de la pratique de la médecine, on trouva que les arrêts des conciles ne suffisaient pas, et on voulut frapper les esprits en créant des légendes. Celle qui suit est assurément l'une des plus gracieuses :

« Il y avait dans l'ordre de Cîteaux un moine médecin qui courait exercer son art dans les provinces et ne revenait que très rarement au couvent.

« Comme il y était à une fête de la Sainte-Vierge, et qu'il chantait au chœur avec les autres, la Vierge elle-même vint avec une cuiller à la main faire avaler un électuaire aux moines qui chantaient, et n'excepta que le moine médecin, en lui disant : « Médecin, tu n'as pas besoin de mon élixir, car tu ne te prives d'aucunes consolations. » Depuis ce moment le religieux fut plus sage.

« La Sainte-Vierge, reparaissant à une autre de ses fêtes, lui dit : « Puisque tu t'es amendé, prends de ceci comme les autres. » Il goûta du breuvage et il y trouva tant de douceurs qu'il ne quitta plus le monastère, et méprisa toutes les choses charnelles. » *Histoire littéraire de la France* par les bénédictins, t. 24, p. 496.

Mais si défense fut faite aux réguliers, défense plus ou moins explicite, elle ne s'adresse pas aux clercs séculiers qui, presque seuls alors, avaient quelque instruction.

L'état d'infériorité des laïcs ne devait pas être de longue durée, et ceux-ci, après les premières années du siècle, ne tardèrent pas à partager avec les clercs l'exercice de la médecine.

On a d'assez nombreuses raisons d'admettre qu'ils s'appliquèrent

d'abord à la chirurgie. Le concile de Latran, en 1215, défend
qu'aucun prêtre, diacre, sous-diacre, fasse les opérations de chirurgie, qui obligent à appliquer le fer et le feu. *Ecclesia abhorret a
sanguine.* N'est-ce pas là la raison qui poussa les laïcs, sollicités
peut-être par les clercs eux-mêmes, à entrer dans la profession par
la « Cyrurgie ».

Malgaigne fait une remarque qui vaut certes d'être relevée :
« Comment, dit-il les docteurs de Montpellier se livraient-ils à l'étude
et à la pratique de la chirurgie, plus d'un demi-siècle après que la
Faculté l'avait interdite aux siens. C'est un fait remarquable,
ajoute-t-il, dans l'histoire des institutions religieuses, qu'elles se
sont toujours montrées beaucoup plus sévères dans le nord que dans
le midi. Aussi nulle part, il n'y a eu autant de tolérance que près
du Saint-Siège lui-même, et au voisinage de la Cour des Papes,
tandis que la Faculté de Paris regardait la chirurgie comme désho-
norante pour les clercs universitaires ; Guy de Chauliac, le chirurgien, était non seulement clerc, mais chapelain du Saint-Père.

« Quand les Papes quittèrent Avignon pour Rome, cette tolérance
s'en alla avec eux. Montpellier, entraîné par l'exemple de Paris, ne
permit plus à ses docteurs que l'exercice de la médecine interne,
et abolit même absolument dans son sein l'enseignement chirurgical.

« Aussi vit-on la chirurgie qui avait eu un moment d'éclat tomber
entre les mains de gens illettrés, des barbiers, des rebouteurs de
village, des inciseurs ambulants : tristes représentants au-dessus
desquels s'élevait, comme une exception unique, la petite confrérie parisienne de saint Cosme. »

Les médecins étaient-ils alors chirurgiens ? Quesnay suppose
ces deux côtés de l'art séparés, et a cité ce fameux vers, tiré de la
Philippide de Guillaume Le Breton.

> Apponunt medici fomenta, secantque chirurgi
> Vulnera.....

Qu'en fait, les choses se passèrent ainsi, cela est possible, et
pour les raisons précitées, et pour cette autre que les médecins,
gens plus instruits, mais plus avisés, se souciaient peu sans doute

2

d'opérer et laissaient ce soin aux chirurgiens d'alors, vrais rebouteurs, gens audacieux et téméraires.

Il est naturel aussi de penser qu'à cette époque les médecins
furent apothicaires. La technique faisait l'objet de leurs études, et
ils s'occupèrent d'en appliquer les ressources à la médecine. Ce
double emploi dura peu, et, dès la fin du XIIᵉ siècle, on commença
à distinguer les apothicaires des médecins.

Il existe dans un manuscrit de la Bibliothèque nationale, un
poème médical, écrit en deux colonnes in-4° (n° 8161, A Catalogue;
t. IV, p. 434), qui ne compte pas moins de trente-deux feuillets.

De secretis mulierum, tel est le titre inscrit au premier feuillet.
L'ouvrage entier se divise en sept livres :

Le plus curieux est le septième livre, intitulé *de modo medendi*,
où l'on donne au médecin des avis sur la conduite à tenir pour
gagner la confiance du malade et la faveur de ceux qui l'entourent.
On peut assurément faire quelques réserves sur ces recommanda-
tions, mais elles ont certes leur originalité, elles caractérisent bien les
mœurs d'une époque : qu'on nous permette donc quelques extraits.

« Quand vous serez appelé, ô médecin, auprès d'un malade quelconque, demandez du secours à celui qui gouverne tout, afin que
l'ange du Seigneur qui accompagna Tobie dirige vos intentions,
vos actions et vos pas dans une paix salutaire. Enquérez-vous des
symptômes auprès du messager : et lors même qu'il ne vous aurait
rien appris, tirez de l'examen de l'urine et du pouls l'indication de
certains symptômes. Alors, il suffira d'exposer avec précaution
ceux que vous aurez connus, afin que le malade puisse, sur ces
paroles, se confier à vous comme au guide de sa santé. Demandez
en entrant si le malade s'est confessé, et s'il a reçu le corps du
Christ, première cause de salut. Voici en quels termes il faut parler :
L'âme est plus digne que le corps : ainsi son salut est préférable,
qu'on avertisse le patient de chercher le salut de l'âme s'il ne l'a
pas fait, qu'il le fasse, ou promette de le faire ; car souvent les maladies naissent des péchés. Si l'on attend pour l'avertir que le médecin
ait examiné les signes ordinaires, le malade concevra des craintes,
s'imaginant que le médecin désespère, il désespérera, et le déses-
poir aggravera le mal. Arrivé auprès de lui, vous prendrez un

visage calme et vous éviterez tout geste de cupidité et d'orgueil ;
saluez d'une voix humble ceux qui vous saluent, asseyez-vous quand
ils s'assoient. Vous tournant vers le malade vous lui demanderez
comment il va. Examinez le pouls, l'urine, quelle en est la couleur,
la densité, quelles substances y sont contenues... Au malade inquiet
vous promettrez la guérison ; mais, en vous retirant, vous direz
à ses proches que la maladie est grave. En effet, si vous le gué-
rissez, votre mérite sera plus grand, et vous serez plus digne de
faveur et de louange ; s'il succombe, on dira que vous avez déses-
péré dès le début... Quand ceux qui président à la maison vous
mèneront à table, ne soyez impatient en rien, mais conduisez-vous
avec convenance. Refusez alors de vous mettre à la première place,
ne rebutez ni les mets qu'on vous sert ni les boissons qu'on vous
offre. De la sorte on se reposera sur vous et on éclatera en louan-
ges et en témoignage de faveur. Chaque fois qu'on apporte de
nouveaux plats, ne manquez pas de vous informer de l'état du
malade ; cela lui donnera une pleine confiance en vous, voyant
qu'au milieu de la variété du repas vous ne l'oubliez pas. Sorti de
table et revenu près de lui, vous lui direz que vous avez très bien
dîné, et que ce qu'on vous a servi a parfaitement réussi. Le
malade qui était préoccupé de ce soin, se réjouira de vos paroles.
Dans la maison entière il ne faut vous laisser séduire par la
beauté d'aucune femme quelle qu'elle soit. Détournez les yeux et
l'intention, de peur qu'un regard, allumant un feu mutuel, ne
détourne de vous les regards de votre Créateur, ne change les
dispositions du médecin, et ne rende le malade odieux à celui qui
le traite. »

D'autre part, le médecin doit dans « sa vie se montrer pur et
fidèle. Il sera pleinement instruit dans les arts ; il aura étudié
longuement en médecine. Il sera convenable dans ses gestes, agréable dans ses habits. Qu'il honore sans cesse et serve avec un esprit
pur celui qui donne les biens à tous, afin d'être dirigé par lui,
d'en recevoir la connaissance de ce qui est utile à ceux qui souf-
frent, et de mériter, après cette vie, celle que Dieu a jadis promise
aux justes.

« Quand, par ces moyens, vous aurez amené le malade à l'état de paix, il reste à demander congé, de peur que plus attendre ne cause de la honte... Voilà que le Seigneur tout-puissant, direz-vous, qui avait visité celui vers qui nous avions été appelé, a tourné les yeux sur nos actions, et a daigné lui rendre la santé par notre ministère. Nous souhaitons qu'il le conserve ultérieurement en santé, que congé nous soit donné, et que ce congé soit hono-rable, que la récompense convenable du passé soit le gage de l'ave-nir... Mais je crois qu'il est plus sûr (nous le savons tous) de recevoir quand le malade souffre, autrement on court risque de n'être pas payé, car la main qui donne s'est plus d'une fois retirée. La récompense reçue après avoir rendu de grandes grâces, dites adieu à tous, et retirez-vous en paix. » Tout cela, dira-t-on, est un peu précieux, sévère, enfantin même, peut-être ; mais tous ces conseils, dignes, sages, laissent voir un fond d'honnêteté et de grandeur morale très réelle, et quelles étaient les vertus que l'on voulait trouver en ceux-là qui exerçaient le sacerdoce médical.

Ce poème médical, écrit en latin, fort curieux et qui est sans nom d'auteur, donne une description de la lèpre qui, quoique brève, est bonne : « Des tubercules jaunes ou livides, quelquefois rouges, se montrent d'ordinaire à la face. Parfois ils disparaissent sponta-nément puis reparaissent de même. Il y a sanie, prurit, ardeur, aspérité du corps, maigreur, voix rauque, chute des poils, fissures aux mains et aux pieds, hématurie. La face se fendille et se tuméfie. L'odorat se perd, l'œil est rouge et prend une forme arrondie, la peau s'épaissit. Le corps est humide, une chair molle y est mêlée aux glandes. La peau est comme grasse ; de l'eau jetée sur le corps y glisse, ainsi que sur un cuir huilé. Le patient éprouve des picotements et des fourmillements dans les jambes. »

Nous aurons encore à citer parmi les membres du clergé qui se distinguèrent dans la médecine : Obizon, médecin de Louis le Gros et chanoine de Paris. « Il lui avait fait avaler, dit Suger, des potions repoussantes et des poudres si amères qu'il fallait, pour se sou-mettre à ce régime, posséder un courage vraiment surhumain. » Pierre Lombard, chanoine de Chartres, fut médecin de Louis le Jeune ; Rigord, médecin de Philippe-Auguste, mourut moine à Saint-Denis ; Jean de Saint-Alban, et Gilles de Corbeil furent l'un dominicain, l'autre chanoine de Paris. Saint-Louis eut pour médecins Roger de Provence, chanoine de Paris. Dudon, chanoine de Paris, après avoir vu mourir Saint-Louis à Tunis, conserva ses fonctions sous Philippe III et sous Philippe IV.

Tous les membres de l'Université, maîtres et élèves, étaient astreints au célibat, et si l'on enfreignait parfois cette règle, ce n'était pas toujours impunément. En 1395, la Faculté de médecine refusa d'admettre à l'examen de la licence le bachelier Jean Despois parce qu'il était marié ! Devenu veuf, il put continuer ses études, et fut même doyen en 1410 et 1411. En 1452, le cardinal d'Estouteville, archevêque de Rouen, envoyé de Rome pour réformer l'Université de Paris, autorisa le mariage des maîtres, mais non celui des élèves ; jusqu'à 1300, avant d'admettre les bacheliers à la licence, on leur faisait jurer qu'ils étaient célibataires.

Nous avons vu l'art de la médecine assez généralement exercé par des moines, prêtres, et la chirurgie par quelques laïcs qui n'avaient guère pour eux que leur hardiesse. Jamais époque ne vit plus répandu le charlatanisme, ni un aussi grand nombre de personnes exerçant la médecine sans études spéciales. On peut dire qu'on en voit l'apogée au XIIIe siècle ; et ce qui le prouve, c'est que si l'on ne peut dire combien il y avait de médecins à Paris, en 1292, par exemple, on peut affirmer, documents en mains, qu'il existait alors à Paris, au moins trente-huit personnes, tant hommes que femmes (mires ou mirgesses) exerçant la médecine sans grade ou sans études spéciales, et l'on a le nom et l'adresse de chacun d'eux.

Jamais époque ne vit s'étaler plus effrontément le charlatanisme. C'est que, nous l'avons vu, jusqu'au XIIIe siècle, la médecine avait été sans guide et sans règle. Il est aisé de comprendre combien il fut facile aux gens hardis, entreprenants, d'exercer, eux aussi, à leur manière, n'ayant devant eux que les moines ou les prêtres, ou quelques laïcs dont le talent et le savoir permettaient une facile concurrence.

Dans les carrefours, sur les places publiques, les barbiers attiraient la foule autour d'une table couverte de tapis bariolés, et débitant, à grands renforts de hâbleries, des médicaments admirables.

Après quelques couplets en vers que le poète Rutebeuf nous a légués venait la prose : « Bele gent, je ne suis pas de ces povres prescheurs, ne de ces povres herbiers qui portent boites et sachez, et si estendent un tapis..., ains suis a une dame qui a nom Madame Trotte de Salerne... Osteiz vos chaperons, tendeiz les oreilles, regardeiz mes herbes que madame envoie en cest païs et en ceste terre. Et por ce qu'ele vuet que li povres i puist ausi bien avenir comme li riches, ele me dist que j'en feisse danrée : car teiz a un denier en sa borce qui n'i a pas cinq livres.

« Ces herbes, disaient-ils, vos ne les mangerez pas : car il n'a si fort buef (bœuf) en cest païs, ne se fort destrier que s'il en avait ausi groz come un pois sor la langue qu'il ne morust de mal mort, tant sont forts et ameires : et ce qui est ameir à la bouche, si est boen au cuer. Vos les metreiz trois jors dormir en boen vin blanc ; se vos n'aveiz blanc, se prenciz vermeil, se vos n'aveiz vermeil, prenciz de la belle yaue clère : car tez a un puis devant son huin (porte) qui n'a pas un tonel de vin en son célier ; et vous sereiz gariz de diverses maladies et de divers mahaises (malaises), de toutes fièvres, de toutes goutes, de l'enfleure d'un cors.

« En teil maniere venz-je mes herbes et mes eignements : qui vodra si en preigne, qui ne vodra si les laist. »

Les médecins n'avaient pas que les troubadours médicastres, les apothicaires et les herbiers pour rivaux, les femmes jouaient un rôle important tantôt au chevet des malades, tantôt cueillant des simples dont la vertu ranimait le chevalier blessé.

Sous l'influence vivifiante de l'Église, les mœurs tendaient à s'adoucir, les couvents de plus en plus nombreux, plus disciplinés, devenaient des centres d'où se répandaient sur la nouvelle Gaule l'instruction et la charité ; il fallait satisfaire aux besoins de l'époque. La Papauté, alors libre de ses démélés avec l'Empire, allait prendre la direction du mouvement scientifique.

Tout l'y conviait ; à une instruction qui allait se généraliser, il fallait donner un cadre, de l'essor, par une sage réglementation. De plus, il y avait péril pour la discipline religieuse. Les moines et les chanoines réguliers, attirés par l'appât du gain, oubliaient trop volontiers la règle de leurs ordres pour se répandre dans le monde.

Les prohibitions renouvelées des conciles sont la meilleure preuve qu'elles étaient mal observées. Les papes, à ces fins, donnèrent leurs sanctions à la création de l'Université. « Toute science appartient aux clercs, et l'enseignement, pour sortir du cloître, n'en demeura pas moins catholique. Ces clercs nouveaux, rattachés au chef de l'Église par leurs serments et par leurs privilèges, furent pour lui une nombreuse et puissante milice. »

Tout individu sachant lire et écrire, est un *clerc*, et ce titre rattache à l'état ecclésiastique ceux-là mêmes qui ne lui appartiennent pas directement. Il leur impose aussi certains devoirs, le célibat entre autres. C'était le cas des médecins et beaucoup d'entre eux, nous l'avons vu, étaient des religieux et des hauts dignitaires ecclésiastiques.

C'est du XIIIe siècle que datent en effet la plupart des Universités de l'Europe. Les hommes marchaient et Dieu les conduisait. En France, nous signalerons les Universités de Paris, de Montpellier, de Toulouse. Mais de tels établissements, remarquons-le, n'apparaissent pas sans un embryon. Il ne faut pas s'imaginer que ces Universités s'élevèrent comme par enchantement, au gré des désirs des papes et des souverains. Les rois et les papes autorisèrent la forme de l'Université, lui donnèrent des privilèges, et en furent les meilleurs appuis, mais ne les créèrent pas. En maints endroits il y avait des écoles qui ont précédé l'établissement de l'Université. Celle-ci n'a fait que de les grouper et de les codifier.

« Il est bien certain que la médecine, dit Raynaud, ou du moins ce qu'on appelait ainsi, avait un enseignement dans les écoles palatines de Charlemagne et faisait partie du *Quadrivium*. Mais il n'est pas moins certain que ni la Faculté, ni l'Université elle-même, n'ont rien à voir avec les écoles palatines, lesquelles disparurent dans le naufrage commun des sciences et des lettres, à l'époque désastreuse de l'invasion des Normands » ; et c'est en vain que Riolan cite un vieux registre où il est fait mention d'un legs fait au corps des médecins de Paris, en 1090 ; et que Rigord, en 1209 semble parler d'une Faculté de médecine dans la même ville.

Elle n'existait point encore sous Philippe-Auguste, malgré le dire de Rigord qui assure formellement que « *in eadem nobilissima civitate de quaestionibus juris Canonici et Civilis et de ea Facultate quæ de sanantibus corporibus scripta est, plena et perfecta inveniretur scriptura* ». Le mot *Facultas* s'entend ici de la doctrine ou de la science qu'on enseignait, et ne désignait nullement un groupement professionnel.

Au reste, dans une Bulle qui réglait les honneurs funéraires des membres de l'Université, en 1215, il n'est fait mention que des arts et de la théologie, et si les deux Facultés de médecine et de chirurgie eussent existé, elles eussent fait partie de l'Université, on ne les eût certes point omises.

« *Si quis obierit magister in artibus vel theologia, medietas magistrorum eat ad sepulturam unâ vice, et alia medietas aliâ vice, et non redeat donec completa sit sepultura, nisi rationabilem causam habeat. Si aliquis obierit magister, in artibus vel theologia, ommes magistri intersint vigiliis nemo legat aut desputet.* » *Datum anno gratiæ 1215, mens Augusti.*

« Mon opinion doncques est que cette Université commença de jeter ses premières racines sous Louis le septième et de les espandre grandement sous le règne de Philippe-Auguste son fils, que l'on scait entre nos rois s'estre grandement addonné à l'établissement et illustration de notre ville, et sur tout qu'elle en doit les premières fondations à Pierre Lombard, évesque de Paris et à son église, évesque, puis-je dire, qui fut l'un des plus grands personnages de mon ordre... Non toutesfois que cette Université ait été fondée tout d'un coup, non plus que le parlement ny les douze pairs ; mais *comme Dieu recueille les esprits sur un sujet en un temps plus qu'en un autre*, il semble que les lettres vers cette saison commençassent à se dégourdir. » (Pasquier.)

« Et certes qui voudra repasser par toutes les Universités de l'Europe, il n'en trouvera une seule qui revienne au parangon de cette cy, laquelle nous pouvons dire, que tout ainsi que du cheval de Troyes sortirent innumérables princes et braves guerriers, aussi nous a-t-elle produit une infinité de grands personnages dont la postérité bruira tant que le monde sera monde. »

Nous voyons se terminer au XIIIe siècle ce que nous appellerons l'âge de pierre de la médecine dans notre vieille Gaule. Empirisme, tradition aveugle, routine, hasard, superstition, audace et témérité, voilà ce que pouvaient offrir aux malades de ces époques si troublées et si grossières les Esculapes d'alors. Et pourtant, comme aujourd'hui, il y avait des pleurésies, des pneumonies, de la dystocie, etc., etc. ; comment s'en tirait-on vraiment ? Si la mortalité ne dépassait pas la nôtre, le scepticisme médical n'aurait-il pas là un beau triomphe ? Heureusement que, le défaut de culture intellectuel aidant, nos ancêtres ne nous ont pas livré leur statistique, cette redoutable arme moderne, et que le champ des hypothèses reste, pour toujours, absolument ouvert. Ces peuples primitifs ne connaissaient sans doute pas l'anémie, cette maladie fin de siècle, qui a, pour une bonne part, mis la lancette au rang de la pierre taillée. Sans doute aussi nos pères plus robustes permettaient à la nature médicatrice de plus puissants et de plus heureux efforts.

Entrons maintenant dans l'âge de bronze que nos temps modernes connaissent encore, laissant aux siècles futurs espérer les bienfaits de l'âge d'or.

Avant le XIIIe siècle, les documents sont rares ; et ceux que nous possédons sont sujets à caution. Il n'en est plus de même à partir de cette époque. Les documents originaux ne manquent pas. Les érudits pourraient peut-être à notre époque faire défaut pour les fouiller et nous permettre de connaître moult faits intéressants de ces époques déjà lointaines, mais qui n'ont pas été sans être grandes et bienfaisantes. Si l'histoire est un éternel recommencement, ne peut-il être bon de mettre en relief les us et coutumes d'autrefois, les faiblesses et les énergies de ces mêmes temps ? On trouverait ainsi singulièrement à glaner. A côté de certaines puérilités dans quelques faits, que de grandeur morale, que de louables et énergiques résistances chez ces hommes qui avaient au cœur deux grands sentiments, l'amour de la science, cultivée comme on le pouvait alors, et une foi profonde. *Fides-Scientia* furent leur devise. Ils leur durent leur grandeur morale indiscutable, et un progrès incessant, quoique lent, dans une science aussi vaste et aussi difficile que la médecine. Qui aurait par exemple le courage et le talent suffisant pour traduire et publier ces documents, véritables richesses, restés encore inédits des *Commentarii facultatis* nous donnerait un travail très suggestif. Attaché au devoir professionnel, loin de la capitale, je n'ai ni le loisir, ni la possibilité de poursuivre une telle œuvre, et bien d'autres, alors que mes capacités fussent suffisantes pour un pareil travail, et je veux me contenter ici, aidé par quelques travaux plus récents de mes devanciers dans ces études de littérature médicale, de retracer brièvement l'histoire des institutions et des hommes qui ont vécu depuis le XIIIe siècle jusqu'à l'époque de la Révolution, histoire que l'on ne saurait trop, à mon sens, répandre et divulguer. Je n'ai pas d'autre but. Si, comme on le verra, la critique est aisée, il y a là de grands et nobles exemples à méditer, d'utiles leçons à recueillir.

« Trois professions rivales, dit Raynaud, constituées en corporations, unies en principe par des liens toujours discutés mais en fait complètement indépendantes : la Faculté de médecine pétrifiée dans son immobilité, et réclamant de tout le monde une soumission qu'elle n'obtenait de personne ; les chirurgiens de Saint-Cosme, intermédiaires par leur position et par leurs habitudes entre les corps savants et la bourgeoisie commerçante (véritable démocratie d'avant-garde), portant la robe aux jours de cérémonie, faisant passer des examens et conférant des grades, tenant boutique ouverte et suspendant à leurs fenêtres, en guise d'enseignes, trois boîtes emblématiques surmontées d'une bannière aux images des saints Cosme et Damien ; enfin les barbiers ayant pour enseigne des bassins et des ciseaux, mais ni robe, ni école, vivant aux dépens des uns et des autres, et établis par une longue possession dans le libre exercice de la chirurgie tout entière et même d'une partie de la médecine » ; tels sont les Esculapes qui présidèrent à la santé générale de l'humanité durant près de cinq siècles ; et c'est leur brève histoire que nous désirons résumer.

Au coin des rues de la Bûcherie et de l'hôtel Colbert, autrefois rue des Rats, se trouvait l'ancienne Faculté de médecine, *facultas sa'uberrima medicinæ parisiensis*. En 1267 ou en 1281, la Faculté fit un corps à part. Nous trouvons ses écoliers installés rue du *Feurre*, ainsi nommée « à cause de la paille, feurre ou fouarre sur laquelle s'asseyaient les étudiants » afin d'éloigner de leur esprit tout sentiment d'orgueil : « *Scolares Universitatis Parisiensis, audientes suas lectiones, sedeant in terra coram magistros, non in scamnis (bancs) vel sedibus elevatis a terra, ut occasio superbiæ a juvenibus recludatur. ?*

Les bancs vinrent plus tard.

Les réunions solennelles de la Faculté se tenaient primitivement

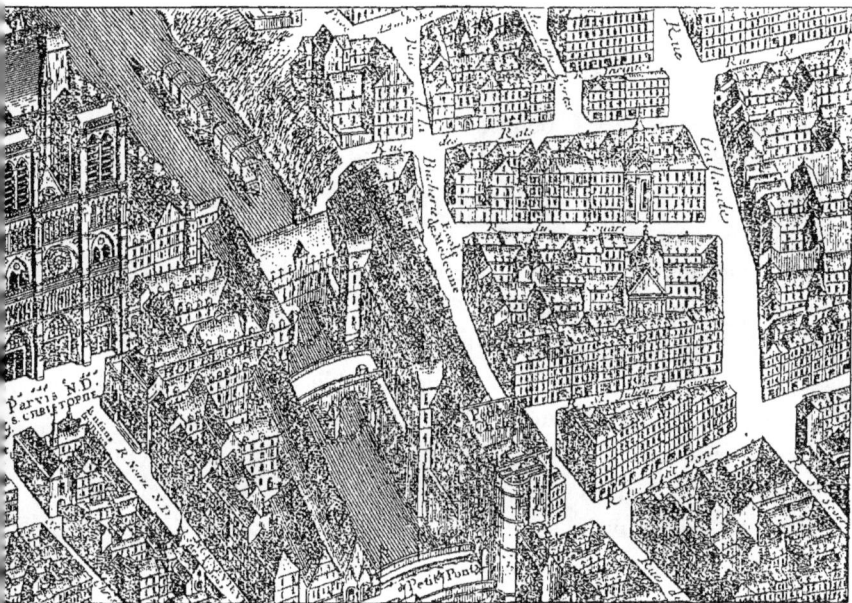

D'après le plan de L. BRETEZ (dit de Turgot). 1739, in-fol.

au couvent des Mathurins dans une salle du chapitre, tantôt à l'église Notre-Dame, autour d'un des grands bénitiers de pierre placés au pied des tours : « *in ecclesiam parisiensi supra cuppam* » ; parfois au domicile du doyen.

Six maîtres régents et le doyen composaient, en 1274, toute la Faculté de médecine de Paris. A eux la gloire d'avoir rédigé les premiers statuts, et d'avoir eu assez à cœur le bien et l'honneur des écoles (*Pro bono, honestate et utilitate facultatis*) pour inventer le bonnet carré et le sceau d'argent. Ce bonnet se portait partout, à la messe, aux réceptions, aux disputes, aux thèses, aux plantureux repas. Voici leurs noms dignes certes d'être recueillis : Jean de Parme, Jean Petit, Jean Breton, Pierre de Neufchâtel, Pierre d'Allemagne, Bouret, et *Jean de Nosoy*, en qualité de doyen. Ce dernier était, en outre, prieur de Saint-Barthélemy, chanoine de Notre-Dame et médecin du roi. Il mourut en 1320.

Ce fut le 24 mars 1369, que la Faculté de médecine, voyant augmenter le nombre de ses élèves et ses ressources, fit sa première acquisition. L'immeuble acquis devint bientôt insuffisant. Le jeudi 26 novembre 1454, Jacques Despars, chanoine de Paris et médecin de Charles VII, convoqua la Faculté « autour de l'un des grands benoistiers » pour aviser aux moyens de créer à l'école un logis plus convenable. Il lui offrit dans cette intention trois cents écus d'or, la meilleure partie de ses livres et même des meubles. Au mois de mars 1469, la Faculté assemblée arrêta « qu'elle achepterait des Chartreux une vieille maison size en la rue de la Bûcherie, ioignant l'aultre maison acquise par la dicte faculté longtemps auparavant, ce qui fust faict pour le prix de dix livres tournois de rente annuelle payable aux Chartreux ». En 1472, sous le décanat de Guillaume Bazin, on jeta les premières fondations de la nouvelle Faculté. En 1477, la maison était terminée, et le 5 mars 1481, sous le décanat de Mathieu Dolet, la Faculté put ouvrir ses portes. Elle s'y assemble, dès 1483, « mais ce n'était, pour ainsi dire, qu'un bureau. Les grandes assemblées se tenaient dans de plus vastes endroits, ou bien chez les doyens plus grandement logés ».

Lorsque le cardinal d'Estouteville, ce grand esprit libéral du XVe siècle, fut chargé par le pape de réorganiser l'Université de Paris, il n'eut ici qu'à « réglementer quelques points particuliers d'une institution déjà fortement constituée ». La principale réforme fut la suppression du célibat imposé jusqu'alors à ceux qui se vouaient à la profession médicale, et que le cardinal déclara « chose impie et déraisonnable ». N'était-il pas déraisonnable, en effet, de voir survivre cette obligation, malgré les décrets de conciles qui proclamaient l'incompatibilité de la médecine avec l'état ecclésiastique ?

Les écoles de la rue de la Bûcherie devenaient insuffisantes pour le nombre toujours croissant d'élèves.

En 1519, les docteurs régents résolurent d'acheter les maisons voisines. Celle de droite « *Aux trois Roys* » leur fut cédée facilement, mais il fallut l'intervention de Henri IV pour acquérir celle de gauche qui avait pour enseigne « *A l'image Sainte-Catherine* ». En 1568, la maison à l'enseigne du *Soufflet*, située rue des Rats près de celle des *Trois Roys*, fut achetée, *pecunia doctoratus*, pour devenir un jardin botanique.

Enfin un premier amphithéâtre fut construit en bois, en 1604. Ouvert à tous les vents, il ne dura pas longtemps. En 1608, on expropria, par lettres patentes en date du 28 juin 1603, la propriété d'un sieur Julien Evan, moyennant 6,000 livres, sise à gauche, en sortant au coin de la rue Fouarre. En 1617, les travaux de reconstruction de l'amphithéâtre commencèrent et durèrent trois ans. Mais l'amphithéâtre était à jour, sans vitraux et si peu solide que, douze ans après, il fallut le réparer ; on l'appela long-temps, *amphithéâtre de Riolan*, le deuxième du nom qui l'illustra par son enseignement ; il l'avait inauguré le 20 décembre 1620. Il dura cent vingt-quatre ans (1617-1741).

En janvier 1741, on se réunit pour délibérer sur la démolition de l'ancien amphithéâtre qui était à droite ; en 1742, la pioche du démolisseur commença son œuvre. Deux ans après, s'élevait un amphithéâtre monumental que nous pouvons voir encore au coin des rues de la Bûcherie et de l'hôtel Colbert, et construit aux frais des médecins. Le 18 février 1745, à 3 heures de l'après-midi, cet amphithéâtre dont le diamètre mesure près de dix mètres, fut inauguré par Jacques-Bénigne Winslow.

Mais les écoles menaçaient ruine, il fallut songer à chercher une meilleure et plus sûre habitation. Le 22 mars 1643, le doyen Michel Delavigne reçut de Michel Le Masle, conseiller du roi en ses conseils, un don de 30,000 livres tournois pour la reconstruction de ses écoles qui tombaient de vétusté. Des contestations s'élevèrent à son sujet, et la somme fut réduite à 20,000 livres. On fit les réparations les plus urgentes.

En 1775, le mauvais état des bâtiments, l'humidité occasionnée

par les inondations de la Seine, forcèrent les docteurs régents
d'abandonner leurs vieilles écoles, qui comptaient plus de cinq
siècles d'existence. La Faculté de médecine occupa, en effet, pendant ce temps, ce petit pâté de maisons compris entre la rue des
Rats, les rues de la Bûcherie et du Fouarre (voir le plan). Un
logement laissé libre par les anciennes écoles de droit, rue Jean-de-
Beauvais, fut choisi par nos anciens docteurs régents en vertu d'un
édit de Versailles, en date du 15 septembre 1775 ; la Faculté y trans-
porta son enseignement officiel. Elle s'y installa le 18 octobre de la
même année, le jour de la fête de Saint-Luc, patron des médecins.
Mais le logement était en mauvais état. En 1777, le doyen Charles
Desessarts adressa au roi une requête pour lui demander les
bâtiments de l'hôpital Saint-Jacques. La requête fut sans effet. La
Faculté resta dix-sept ans rue Jean-de-Beauvais. Les lois des
18 août 1792 et 15 septembre 1793 firent disparaître l'ancienne
Faculté de médecine. Les anciennes écoles de la rue de la Bûcherie
devinrent propriété nationale pendant la Révolution et l'immeuble
fut vendu le 28 décembre 1810.

« Si aujourd'hui nous voulons faire un pèlerinage au berceau
de notre profession, nous n'y trouvons plus que l'amphithéâtre
monumental et deux plaques de marbre qui nous rappellent les
écoles d'autrefois. Le logement des bedeaux est devenu la maison
du gros n° 13 ; l'amphithéâtre, divisé et subdivisé, a été un cabaret
de bas étage et des logements à bon marché ; les anciennes salles
sont devenues un lavoir public et une buanderie. Quant à la
chapelle, aux jardins botaniques, à la bibliothèque, tout a disparu
ou bien a été approprié pour l'usage actuel. *Sic transit gloria
mundi.* » (Corlieu) (1).

(1) Voici quelques renseignements complémentaires qui ont certes leur intérêt.
« Si jamais, mon cher ami, la curiosité vous conduit du côté de notre ancienne
école de médecine, rue de la Bûcherie, au coin de la rue de l'hôtel Colbert
(anciennement rue des Rats), n'oubliez pas, après avoir visité l'amphithéâtre anato-
mique de Winslow (café-estaminet), la grande salle inférieure (lavoir public), la
petite cour (buanderie, où il y avait une table pour les chevaux des docteurs, et
même le grand n° 13 (logements des bedeaux), de monter au premier étage.
Vous y trouverez un palier, un corridor, dans lequel viennent ouvrir les portes
de plusieurs petits logements. Enlevez toutes les cloisons, et même le plafond,
vous aurez ainsi une salle immense, placée immédiatement au-dessus du lavoir
public ; vous êtes alors en plein dans la *salle supérieure* (aula major ; vous êtes

Rappelons qu'en 1775, l'Académie de chirurgie élevait sur l'emplacement du collège de Bourgogne le somptueux local qui est la Faculté de médecine actuelle.

L'article premier des statuts de la Faculté de médecine imposait l'obligation de la messe. Tous les samedis, les docteurs régents, accompagnés des licenciés et des étudiants, se rendaient à l'église des Mathurins pour y entendre une messe basse. Le jour de la Saint-Luc, patron des médecins, une messe solennelle était chantée aux Mathurins. Il fallait payer une redevance assez élevée et la Faculté voulut avoir sa chapelle. Commencée le 24 janvier 1499, elle fut achevée en 1502. Ce fut seulement le 1er mars 1511 que fut chantée la première messe dans la chapelle des écoles. En 1529, elle avait été démolie, et transférée dans le local affecté à la bibliothèque où elle resta jusqu'en 1695. A cette époque, elle fut transférée au premier étage, au-dessus de la grande salle. Une grille ornée qui séparait la chapelle du vestibule était due à la générosité de Fagon.

A dater de 1450 seulement, les étudiants durent se faire inscrire

dans les écoles supérieures, là où les docteurs avaient seuls le droit de se réunir, où ils s'assemblaient en *comices*, et où ils débattaient les grandes questions afférentes au régime intérieur de l'École, aux relations de la Faculté avec les pouvoirs publics, etc.

« Vous devinez bien que nos ancêtres ont fait tout ce qui leur était possible pour orner convenablement cette salle supérieure, car souvent il leur arrivait d'y recevoir de grands personnages, des rois même, et c'était là qu'on dressait ces longues tables en bois de chêne autour desquelles les maîtres régents s'asseyaient dans leurs agapes qu'ils consacraient à saint Luc, leur illustre patron.

« Les parvis étaient tendus de riches tapisseries parmi lesquelles je vous signalerai particulièrement une représentant toute l'histoire de Psyché.

« Sur la tablette d'une gigantesque cheminée, se voyait une très belle horloge flanquée de deux énormes candélabres à plusieurs branches et semblables à ceux qu'on emploie dans le service divin. Un tableau représentant Jésus-Christ mourant sur la croix rappelait aux dévots docteurs la mission de dévouement, d'abnégation et de charité qu'ils avaient à remplir. Les carreaux des fenêtres, transformés en vitraux peints, montraient les diverses scènes de l'existence terrestre de Jésus, de la Vierge Marie, de sainte Catherine et de saint Luc ; plus de cent armoires en bois de chêne, confectionnées par la libéralité d'un docteur régent, servaient à garantir et à serrer les robes, les rabats, les épitoges et les bonnets carrés.

« Mais le principal ornement de cette *salle supérieure* était, sans contredit, la série des portraits des docteurs décédés qui avaient illustré l'École, et qui les avaient fait surnommer : l'*Atlas des Écoles*, l'*Hercule des Écoles*, le *Noster*, la *Colonne des Écoles*, etc. — La galerie des portraits de l'ancienne Faculté de Paris, (Chereau). *Union méd.*, 1869, n° 95.

sur un registre spécial tenu par le doyen ; jusque-là, il se conten-
tait d'indiquer leurs noms dans le compte rendu de son décanat.
Nous y voyons que, de 1452 à 1457, la moyenne des étudiants
inscrits était de seize par an, et que l'on recevait environ
cinq bacheliers chaque année.

A la fin du XVII⁰ siècle, le nombre des inscriptions varie entre
80 et 100 : au trimestre de mars 1763, il a été pris 87 inscriptions,
soit 522 livres ; au trimestre de mai, 78 inscriptions, soit 468 livres ;
au trimestre d'octobre, 94 inscriptions, soit 564 livres ; au trimestre
de janvier 1764, 126 inscriptions (*Codex inscriptionum*).

Pour obtenir son inscription comme élève, il fallait produire le
certificat de maîtres ès arts, qui correspondait à notre baccalauréat. La vie alors était très familiale. Les maîtres prenaient part
aux jeux, et parfois aussi aux désordres de leurs élèves et ne se
faisaient pas faute d'aller les réclamer à la prison du Châtelet.

Il y avait aussi de grandes inégalités de fortune. Les uns dépen-
saient jusqu'à dix sous par semaine pour leur nourriture, d'autres
mendiaient leur pain, sans en être humiliés, à l'exemple des ordres
mendiants ; ou pour gagner leur vie ils copiaient des livres, balayaient
les salles de cours, se mettaient au service d'un collège, d'un professeur, ou d'un étudiant riche.

Le titre de maître ès arts donnait droit à un costume officiel
porté dans les occasions solennelles ; c'étaient la robe longue à
grandes manches, la chausse ou épitoge et le bonnet carré.

Après certaines formalités, présentation du brevet de maître
ès arts, acte de baptême, etc., le nouvel écolier ou *philiatre*
(φιλος, ιατρος) était admis à prendre ses inscriptions trimes-
trielles qui étaient de six livres. Les cours étaient faits tous les
jours par les bacheliers émérites, à 5 heures du matin, d'où leur
nom de « *legentes de mane* », par les docteurs régents à 6 heures
du matin, et de 8 heures à 11 heures, le soir de 2 à 4 heures.
Vacances et jours fériés étaient alors très nombreux. Les vacances
duraient du 28 juin au 13 septembre, veille de l'exaltation de la
Sainte-Croix. La veille des grandes fêtes, les écoles étaient fermées
confessionis causâ. Tous les cours se faisaient en latin, sauf celui
de chirurgie en langue française.

La rentrée officielle des écoles de médecine avait lieu le 18 octobre, fête de Saint-Luc.

La messe solennelle était célébrée à neuf heures du matin par le curé de Saint-Étienne du Mont, invité officiellement par les bacheliers. Grande et imposante cérémonie : « Voici les bedeaux avec leurs masses d'argent qui ouvrent la marche. Après eux s'avance majestueusement le doyen, en grand costume, avec la soutane violette, la robe rouge fourrée d'hermine et le bonnet carré. A ses côtés sont les docteurs régents chargés de l'enseignement ; puis viennent en outre tous les docteurs régents, les anciens d'abord, les nouveaux ensuite, au nombre de 100 à 150. Les licentiandes, les bacheliers en médecine et les étudiants ou philiatres, tous en robe, se rendent à leur place et la messe commence. A l'issue de la messe célébrée avec grand apparat, et sermon de circonstance, le doyen s'avançait à l'autel, pour offrir un présent à l'officiant ; puis le premier bedeau prononçait les paroles d'usage : « A l'assemblée, messieurs nos maîtres », et les docteurs régents se rendaient dans les salles supérieures pour traiter des affaires de la Faculté. Le lendemain, à 9 heures, messe pour les docteurs décédés, assistance obligatoire sous peine d'amende de 3 livres ; *deficientes plectuntur 3 lib.*

L'enseignement de l'école très suivi ne cessait pas de donner aux élèves un travail sérieux. Il en faisait des habiles discoureurs, très forts en syllogisme, mais nuls en pratique. Avant le baccalauréat, la durée minima des études était de vingt-huit mois ; pour les maîtres ès arts, le temps d'étude était fixé à trente-six mois ; pour les autres étudiants, il était de quarante-huit mois ou quatre ans. Ainsi donc il fallait quatre années d'études, et même huit années pour ceux qui avaient étudié dans une autre Faculté, avant de passer l'examen du baccalauréat. Il fallait de plus avoir 22 ans accomplis et être maître ès arts. En face de ces conditions restrictives, n'y a-t-il pas lieu de s'étonner que le nombre des candidats au baccalauréat ne fût pas considérable. Après lui, il y avait encore l'épreuve de la licence et du doctorat. Ce nombre au reste variait peu. En 1408, il y avait deux candidats ; en 1683, il y en avait huit ; en 1686, trois ; en 1688, cinq ; en 1692, deux ; en 1698, sept ; en

1702, huit ; en 1704, six ; en 1712, sept ; en 1714. neuf ; en 1716, six en 1718, quatre ; en 1730, sept.

Avant de passer les examens, les candidats au baccalauréa allaient, après la messe, vêtus de la robe longue et coiffés du bon net carré, adresser leur demande au doyen et aux docteurs : dan « une supplique courte et élégante » l'un des candidats demanda qu'il leur fût permis de passer les examens. Après quelques ques tions sur les noms, lieux de naissance, religion, etc., on indiquai un jour aux candidats pour apporter les pièces requises. C'était c qu'on appelait les *lettres testimoniales*. Ces lettres devaient êtr revêtues du petit sceau de la Faculté pour l'apposition duquel l candidat avait à payer 6 livres à la Faculté et une livre 10 sous a premier bedeau.

Les examens alors étaient fort longs. Pour le baccalauréat, chaqu examinateur interrogeait le candidat pendant une demi-heure soit au total deux heures et demie. C'était l'époque des joutes ora-toires, et l'on peut affirmer qu'ici l'on parlait souvent pour ne rien dire. L'argumentation remplaçait la science. La malicieuse critique de Diafoirus du *Malade imaginaire* qui fait l'éloge de son fils Fran-çois nous dépeint bien ces travers : « Je puis dire que depuis deux ans qu'il est sur les bancs, il n'y a point de candidat qui ait fait plus de bruit que lui dans toutes les disputes de notre école. Il ne s'y passe point d'acte où il n'aille argumenter à outrance contre la proposition contraire. Il est ferme dans la dispute, fort comme un Turc sur ses principes, ne démord jamais de son opinion, et poursuit un raisonnement jusque dans les derniers recoins de la logique. »

Pour les thèses quodlibétaires, on disputait de six heures du matin à midi. La séance se terminait par un assaut général, de 11 heures à midi, tous les assistants avaient droit d'intervenir et d'accabler sous une grêle de questions et d'arguments le réci-piendaire. Aux thèses cardinales, c'était pis encore, on disputait de 5 heures du matin à midi ; et pendant ce temps dans une pièce voisine, du vin et des rafraîchissements étaient servis aux frais du candidat. L'ardeur de la lutte pouvait ne pas être seule à échauffer les têtes ; le résultat final pouvait dépendre de la géné-rosité du postulant.

Sufficiens, incapax, étaient les seules notes d'alors. Il fallait les deux tiers des voix pour être admis, les échecs étaient rares. Reçus, les candidats avaient à prononcer le fameux *juro*, après avoir écouté les engagements qui allaient les lier à l'avenir. D'autres examens suivaient encore ceux-ci, et lorsque le candidat avait satisfait, il recevait son diplôme de bachelier, il continuait ses études pour obtenir sa licence, puis le doctorat.

A une époque où tout docteur régent pouvait devenir professeur, il était utile qu'ils prissent l'habitude de la parole. Devenu bachelier émérite, il devenait maître le matin, *magister* commentant les auteurs classiques aux étudiants des deux premières années, le reste de la journée il devenait élève. On comprend combien il fut facile, avec un tel système, de tomber dans l'abus des discours.

Le bachelier se formait ensuite à la pratique de la médecine, dont il s'était jusque-là à peine occupé, soit en accompagnant un docteur régent, chez ses malades, ou en assistant aux consultations charitables, que Renaudot sut très heureusement répandre, et non point imaginées, comme le disent légèrement quelques-uns. Elles étaient pratiquées depuis longues années par les membres du collège de Saint-Cosme : « Tous les premiers lundis de chaque mois, après la célébration du service divin, en l'église de Sainct Cosme et de Sainct Damien, les chirurgiens sont tenus de panser gratuitement tous les pauvres blessés qui se présentent à eux. » (Quesnay. Statuts.)

Lorsque les bacheliers émérites avaient satisfait aux thèses et aux examens, ils demandaient au doyen et aux docteurs régents, convoqués à cet effet, de subir l'examen pour la pratique de la médecine.

A cet effet, « les candidats devaient se rendre révérencieusement au domicile particulier de chaque docteur. Là, seul à seul, dans le silence du cabinet, loin de l'apparat pompeux des écoles et des fascinations d'un examen public, on procédait à l'examen sur *la pratique*. Chaque examinateur pouvait, à son aise, interroger le candidat sur tous ces mille détails qui ne sont dans aucun livre, et par lesquels une expérience réelle se distingue d'une instruction hâtive et forcée; il pouvait lui faire voir un malade, et lui dire : « Dans ce cas particulier, que feriez-vous ? »

Après cette épreuve, la Faculté, assemblée par le doyen, por-
nonçait au scrutin secret, sur l'admission ou le rejet des bacheliers.
Ceux dont les noms sortaient victorieux étaient proclamés *licentiandes.*

Les chirurgiens et les apothicaires ne pouvaient être admis aux
épreuves de la licence, que s'ils renonçaient absolument à leur
profession, pour *conserver intégralement l'honneur du corps
des médecins* qui eût été atteint, si l'on eût admis dans son sein
des membres exerçant une profession manuelle ! !

Les jeunes gens pauvres n'étaient point exclus des grades. Pour
faciliter les vocations médicales, la Faculté faisait remise des rétributions dues pour la licence et le doctorat, « à condition qu'ils
promettent et s'engagent par-devant notaire, à payer lesdites
rétributions, dès qu'ils seront parvenus à une condition meilleure ».
« Notre Faculté, dit Corlieu, ferait-elle aussi bien ? Je l'ignore, car
elle n'est pas maîtresse d'elle-même, elle relève du grand maître de
l'Université et du Conseil supérieur. » Son indépendance passée
ne valait-elle pas mieux que cette servitude moderne, d'invention
napoléonienne. Les frais d'étude étaient alors considérables. Raynaud les évalue à 5,000 livres, somme élevée pour l'époque. Nous
donnerons plus loin des chiffres précis.

Le nombre des candidats variait entre deux et dix-neuf. De 1396
à 1786, on reçut 116 licenciés pendant une période de trois cent
quatre-vingt-dix ans. En général, ces examens avaient lieu tous
les deux ans, les années paires, et étaient, certes, hérissés de plus
de difficultés que les nôtres.

Le licencié ne jouissait de ses droits qu'après la consécration
officielle et religieuse donnée par le chancelier de l'Université,
habituellement chanoine de Notre-Dame. Nos pères aimaient les
cérémonies à apparat, et le jeune licencié n'en était pas quitte à
bon compte ; visite officielle au chancelier, aux sommités ecclésiastiques, aux docteurs régents, aux hauts fonctionnaires de l'État,
membres du Parlement, de la Cour des comptes, etc., etc., don de
dragées, de pastilles, sur lesquelles était quelquefois le portrait du
doyen ; plus tard, les sucreries furent remplacées par quatre jetons
d'argent à chaque docteur régent qui avait pris part au classement.

Le dimanche qui suivait ces préliminaires, tous les docteurs régents étaient convoqués à 3 heures pour la cérémonie qu'on appelait le *paranymphe*.

« Les Grecs appelaient ainsi παρανυμφιος, celui qui, dans les noces, se tenait à côté du nouveau marié, le garçon d'honneur, si l'on veut. A la Faculté de médecine, l'acte du paranymphe était un symbole. Le futur licencié allait s'unir à la Faculté ; il allait l'épouser, pour ainsi dire, et c'était le doyen qui remplissait les fonctions de garçon d'honneur. »

« Assistons à la cérémonie.

« Vêtu de sa longue robe, surmontée d'hermine, le doyen occupe le côté droit de la chaire ; le candidat, vêtu de même, est à la gauche du doyen. Tous les bacheliers émérites portent la robe rouge sans hermine, les nouveaux bacheliers ont leurs vêtements ordinaires. On s'assied. »

Un orateur prend ensuite la parole, et fait, en latin, un discours où il loue avec « une exagération qui touche fréquemment au ridicule », la Faculté de médecine et souvent aussi le candidat. Après le discours chaque licenciande devait se rendre au palais archiépiscopal pour recevoir sa licence et la bénédiction apostolique : c'était le *comparéat*.

Après ces formalités, on procédait au classement des licenciandes ; être premier était en effet un honneur très recherché. Les docteurs régents se rendaient à cet effet dans la grande salle de l'archevêché, et s'engageaient, par serment sur le crucifix, à classer chaque candidat par son mérite personnel. Le chancelier voulut une fois intervenir dans l'ordre de classement, le doyen protesta, et François Ier, par lettres patentes datées de Fontainebleau, donna raison à la Faculté.

Le classement terminé, on en donnait publiquement lecture, et tous se mettaient à genoux la tête nue, et le chancelier ou le vice-chancelier prononçait ces paroles sacramentelles : « *Ego, cancellarius auctoritate apostolica, quâ fruor in hac parte, do vobis licentiam legendi, interpretandi et faciendi medicinam hic et ubique terrarum, in nomen patris, etc.* » Les nouveaux licenciés pouvaient alors exercer la médecine, mais l'article 39 des statuts de la Faculté les mettait dans l'obligation d'accompagner pendant deux ans ceux des docteurs qui exerçaient à l'Hôtel-Dieu ou ailleurs ; stage vraiment utile à des docteurs qui avaient sans doute beaucoup appris et retenu, mais vu fort peu de malades.

Bien que l'épreuve du doctorat ne fût ni nécessaire ni obligatoire, il est peu de médecins qui n'ambitionnassent ce titre qui les faisait membres de la Faculté.

Par une marque de déférence pour le grade supérieur, le nouveau licencié laissait s'écouler deux mois environ avant d'adresser sa supplique pour l'examen du doctorat, supplique ainsi conçue : « *Dignissime cancellarie, vigilantissime decane, viri medicinæ proceres, supplico pro vesperiâ et doctoratu.* » Le candidat était alors admis à subir l'acte de *Vesperie*, nouvelle argumentation sur un sujet donné ; tel celui-ci :

$$\text{An scientiæ medicinæ initium} \begin{cases} \text{ingenii sagacitas ?} \\ \text{probitas ?} \end{cases}$$

Au jour fixé, séance d'ouverture avec un discours latin du président. Un docteur régent comptant au moins dix ans de doctorat argumentait le futur docteur ; quelques questions posées par le docteur qui avait présidé la licence, et l'acte de Vesperie était clos. C'était, en somme, beaucoup plus une formalité qu'un examen sérieux.

Quelques jours après l'acte de doctorat, « vêtu de la robe et de la pèlerine en fourrure, accompagné de deux bacheliers et des appariteurs de la Faculté, l'aspirant au doctorat, d'après le décret du 10 mars 1441, allait rendre visite à chaque docteur ; or il y en avait environ cent cinquante. On se contenta plus tard de rendre visite aux seuls examinateurs, et d'envoyer par les appariteurs la cédule aux autres docteurs régents.

Le candidat devait soutenir une thèse souvent aussi banale que les autres, mais qui prêtait à d'interminables discussions, et aux joûtes oratoires très recherchées alors. En voici une soutenue par Corvisart le 7 septembre 1782.

$$\text{An febri intermittenti vulgari} \begin{cases} \text{amara ?} \\ \text{cathartica ?} \end{cases}$$

C'était avec grand apparat qu'était reçu le nouveau docteur.

Il fallait qu'il versât 36 livres pour les dépenses occasionnées. Le candidat n'a plus à fournir aujourd'hui que 5 francs pour la location de la robe noire et du rabat, dernier vestige du décorum passé !

Dans la grande chaire arrive le président. Le premier appariteur rappelle la formule du serment : *Domine, doctorande, antequam incipias, habes tria juranda* :

1° Observer lois, coutumes, etc., de la Faculté ;

2° Assister le lendemain de Saint-Luc à la messe pour les trépassés ;

3° Combattre les charlatans et ceux qui pratiquent illicitement le médecine.

Vis ista jurare ?

Debout en présence de son nombreux auditoire, le récipiendiaire prononce le *juro* sacramentel, dernier mot sorti de la bouche de Molière le 17 février 1673.

« Le président, après avoir rappelé au récipiendaire ses devoirs dans la pratique de la médecine, prenait alors le bonnet carré, avec lequel il faisait le signe de la croix et plaçait cet insigne du doctorat sur la tête de son jeune confrère *in nomine Patris et Filii et Spiritus sancti.* Puis, quelques questions par le nouveau docteur à un plus jeune, et par le président qui avait parlé à l'acte de vesperie, des remerciements à l'assemblée par l'élu, et le monde comptait un docteur de plus, pouvant exercer *hic et ubique terrarum.* Pierre Ramus, en 1562, fixe à 150 livres les frais de réception. Plus tard on réduisit de beaucoup les frais.

Le nouveau docteur devait encore faire acte de régence, précédé de l'acte pastillaire, nouvelle argumentation entre l'élu et un candidat. Cet acte avait pris son nom de l'usage qui consistait à faire ce jour-là aux assistants une distribution de petits gâteaux (*pastilaria*).

Faire acte de régence c'était présider extraordinairement une thèse quodlibétaire à la Saint-Martin suivante. Après cela, le docteur était inscrit sur les registres de la Faculté, et prenait part à tous ses actes. Il était pendant dix ans sur le banc des jeunes avant de passer sur celui des anciens.

Nous avons au hasard cité quelques titres de thèse. On aura quelque idée de l'enseignement à cette époque par les titres suivants des thèses.

1572. La nécessité de la mort est-elle innée ?

. 1576. Le fœtus ressemble-il plus à la mère qu'au père.

1589. L'air est-il plus nécessaire que la nourriture et la boisson ?

1622. L'eau est-elle plus salutaire que le vin ?

1639. Doit-on saigner une jeune fille folle d'amour ?

1641. Vivre seulement de pain et d'eau est-il salutaire ?

1643. S'enivrer une fois par mois est-il salutaire ?

1646. La femme est-elle un ouvrage imparfait de la nature ?

1647. La nature peut-elle plus que l'éducation pour former un héros ?

1662. Le libertinage amène-t-il la calvitie ?

1668. Les Parisiens sont-ils sujets à la toux quand souffle le vent du Nord ?

1711. De tous les animaux l'homme est-il le plus robuste ?

1714. Quel est le plus salutaire du vin mélangé d'eau, de l'eau pure ou du vin pur ?

1737. L'eau-de-vie est-elle de l'eau de mort ?

1745. Les littérateurs doivent-ils se marier ? (traduit du latin).

L'on reste confondu quand on se rappelle que de pareils sujets étaient l'objet de discussions approfondies, qui duraient pendant une demi-journée, et auxquels prenaient part les docteurs les plus éclairés de la Faculté.

Les frais de réception, ai-je dit, étaient alors fort élevées. Les études duraient au moins sept ans, et les cadeaux, les repas offerts entraînaient des dépenses sérieuses. On dut y remédier. On jugera de cette nécessité par le tableau suivant des frais d'étude, en 1753, pour obtenir la régence.

BACCALAURÉAT

Examen de physiologie.
— d'hygiène.
— de pathologie
— sur Hippocrate

600 livres.

LICENCE

Examen sur la matière médicale.................	550 liv.
Thèse de physiologie...........................	300 —
Examen d'anatomie...........................	170 —
Thèse d'hygiène............................	260 —
Thèse de pathologie.......	280 —
Examen de chirurgie pratique..................	170 —
Thèse de chirurgie....	150 —
Examen de pratique..................	1.372 —
Paranymphe, présentation au chancelier.	175 —

DOCTORAT

Réception du bonnet.	1.037 liv.

RÉGENCE

Présidence de la thèse.....	600 liv.
Frais divers...	200 —

Soit 5,614 livres, somme énorme à une époque où l'argent avait une valeur au moins double de ce qu'il représente aujourd'hui. Les frais d'étude sont aujourd'hui de 1,372 fr. 50.

Le nombre restreint de médecins à ces époques rendait certes la profession lucrative. Voici les chiffres donnés par Franklin :

En 1292..............	6 médecins	215,861 habitants.	
— 1395..............	32 —	299,941	—
— 1500........	21 —	300,000	—
— 1598..............	96 —	350,000	—
— 1634..............	101 —	500,000	—
— 1658..............	110 —	600,000	—
— 1684..............	100 —	232,000	—
— 1704..............	95 —	492,652	—
— 1715..............	93 —	800,000	—
— 1748..............	127 —	553,000	—
— 1768..	148 —	600,000	—
— 1789..............	172 —	599,000	—

Si la statistique du nombre des médecins peut être regardée comme exacte, il n'en n'est pas de même en ce qui concerne le chiffre de la population parisienne. Si inexact, soit-il, on voit combien les médecins étaient peu nombreux pour le nombre d'habitants. En avril 1891, Paris comptait, en chiffre rond, 2,200 médecins pour une population de 3,000,000 d'habitants, soit un peu plus de un médecin pour 1,300 habitants ; en 1789 il était d'un médecin pour 3,430 habitants.

Il ne sera pas sans intérêt, ni hors lieu, après cette esquisse de la Faculté de Paris, d'ajouter quelques mots sur la Faculté de médecine de l'ancienne Université de Caen, fondée par Henri VI, roi d'Angleterre, avec le concours de Nicolas Habart, né à Granville, et évêque de Bayeux. Sa charte de fondation est de 1431. Par une bulle, donnée à Bologne en 1437, le pape Eugène IV avait ratifié solennellement l'établissement projeté ; confirmation logique et nécessaire, puisque les « pontifes romains avaient conservé intacte cette monarchie universelle des intelligences que le moyen âge leur avait toujours reconnu ». Aussi écoliers et maîtres jouissaient-ils alors des privilèges de la cléricature.

Par une conséquence du même principe la dignité de chancelier appartenait de droit à l'évêque de Bayeux. C'était en son nom que les diplômes étaient délivrés dans les diverses Facultés, et le serment de fidélité était prêté entre les mains de l'official de Caen, son délégué.

Charles VII, après avoir reconquis la Normandie, en 1450, ne fit que confirmer les privilèges et les statuts antérieurs, par un édit de mars 1452, daté de Pomereux en Forêt.

L'Université comprenait cinq Facultés : théologie, droit canon, droit civil, médecine et arts. Chacune de ces Facultés est dirigée par un doyen élu tous les ans par sa corporation. Chacune d'elle délègue annuellement l'un de ses membres, ou *augure*, pour procéder à l'élection du recteur. Les cinq doyens, présidés par le recteur, forment le conseil ordinaire chargé d'administrer l'Université. Dans les circonstances graves, docteurs, licenciés bacheliers se réunissent en assemblée plénière et votent les mesures générales : mais le vote a lieu par ordre et non par tête.

En leur qualité de membres de l'Université, élèves et professeurs sont exempts de l'impôt indirect ; et la juridiction civile et criminelle est, en ce qui les concerne, attribuée aux baillis royaux de la ville de Caen.

Dans chaque Faculté, les grades académiques sont conférés par les professeurs ordinaires, *legentes ordinarii*, choisis parmi les docteurs et les licenciés. Le cours des études est très long. Il faut quatre années entières pour arriver au baccalauréat et quatre autres années pour parvenir à la licence. Ici comme à Paris, les bacheliers sont tenus de donner des répétitions aux nouveaux étudiants.

Les licenciés prennent part à l'enseignement, soit comme professeurs libres, *legentes extraordinarii*, soit comme professeurs ordinaires, agréés spécialement par les docteurs.

Pendant longtemps, il n'exista pas à Caen d'épreuve spéciale pour le doctorat. Les licenciés une fois reçus enseignaient et pratiquaient.

Mais nous trouvons la coutume établie au XVᵉ siècle, et comme à Paris, un assez grand apparat présidait à la réception d'un docteur. « *Die assignata et invitationibus factis, præparantur scolæ de sargiis et tapetis, presentique domino rectore et dominis de universitate cum aliis multis dominis, præsidet antiquior doctor qui eosdem doctorandos evocat ad insignia doctoratus accipienda, facitque orationem de laudibus scientiæ, etc.* » C'est bien vraiment la coutume de Paris, et pour que rien n'y manquât, le récipiendaire offrait, à ses dépens, un grand banquet, dans la salle des écoles.

Au début, l'enseignement était essentiellement privé. Les professeurs ne se répartissaient pas entre eux les cours à faire, mais chacun s'attachait des élèves, auxquels il donnait un enseignement complet. Les rétributions particulières payées par ceux-ci, jointes à la distribution des droits d'examen, constituaient seules le traitement des professeurs ; bien plus, l'Université prélevait pour les frais de la corporation une certaine somme dite *bursa capitalis*.

Cet enseignement individuel et privé dura peu. On établit dans chaque Faculté un nombre fixe de cours, dont furent chargés des professeurs titulaires. Les professeurs dictaient des cahiers rédigés en latin, donnaient quelques explications orales, et posaient des questions aux élèves.

Dans la Faculté de médecine, il n'existait que quatre professeurs ordinaires, nommés professeurs royaux et pourvus de chaires déterminées, décernées au concours ; en 1780, on créa une cinquième chaire spécialement pour l'anatomie.

Les docteurs exerçant et résidant à Caen, étaient admis, après certaines preuves, à prendre le titre de docteur régent, ce qui leur donnait le droit de donner aux étudiants des cours complémentaires.

Nous avons de Mathieu de Vaucouleurs un savant commentaire sur le traité de Galien : *De l'intempérie inégale*. Huet, évêque d'Avranches, nous apprend que la composition de cet ouvrage avait eu pour cause première des leçons publiques que son auteur avait dû faire, *trois mois durant*, selon la coutume, lors du concours dans lequel il avait obtenu une chaire de médecine, en l'année 1675. Ce concours au reste s'imposait aux médecins qui voulaient se fixer à Caen et y exercer. Leur seul diplôme de docteur ne suffisait pas, il fallait qu'ils subissent les épreuves de l'agrégation.

Cette agrégation n'était pas un titre purement honorifique. Ces agrégés étaient chargés tour à tour du cours de chirurgie, qui se faisait tous les ans à la Faculté, ils participaient aux examens que les candidats étaient obligés de subir, et à la discussion des thèses qu'ils devaient soutenir pour obtenir les titres de bachelier, de licencié et de docteur.

Les cadavres étaient autrefois difficiles à se procurer, et l'on n'avait en général que ceux des suppliciés. Aussi n'a-t-on point lieu de s'étonner du progrès lent de l'anatomie. Des arrêts du Parlement et des édits royaux « faisaient défense d'enlever les cadavres sans la permission du doyen de la Faculté de médecine. Aucun cadavre ne devait être livré aux chirurgiens et aux barbiers chirurgiens. On enfreignit souvent ces arrêts, et il se faisait une véritable chasse aux cadavres. Un jour, le 4 mars 1622, un nombre considérable de laquais firent irruption dans l'amphithéâtre de Riolan et lui enlevèrent, au milieu de sa leçon, un cadavre sur lequel il faisait sa démonstration. Un autre jour, le 24 février 1672, le collège Saint Cosme à son tour fut envahi par les archers qui, pour faire exécuter l'arrêt du Parlement, enlevèrent un cadavre qui servait aux démonstrations des chirurgiens et le portèrent aux écoles de médecine. Un autre jour, les chirurgiens surpris coupèrent leur cadavre en morceaux plutôt que de se laisser l'enlever, etc. Et pourtant les amendes contre l'exécution des arrêts s'élevaient à 400 et 1,000 livres.

Des faits analogues se passaient en province. Dubuc, élève en chirurgie, ayant appris qu'on devait pendre sur la place du Vieux Marché à Rouen, le 14 janvier 1647, un sieur Lavoine, s'était muni près du lieutenant général du permis d'enlever le cadavre. Il se rendit donc vers 5 heures du soir pour s'emparer du supplicié. « Mais au moment où le malheureux venait d'être hissé et que son corps se balançait dans l'espace en se livrant aux horribles convulsions de l'agonie, une bande de trente-cinq *compagnons chirurgiens*, tous armés d'épée et de pistolets, déboucha tout à coup par la rue de la Prison, et se ruant contre l'échafaud, bouscula l'exécuteur et ses aides, coupa la corde à coups de sabre, s'empara du cadavre du pauvre Lavoine, *non encore mort*, et l'entraîna en la chambre des chirurgiens, située rue Lenecaux, dans une dépendance de la commanderie Saint-Antoine ..... Il y eut après cela grande émotion parmi les assistants ; bien des horions furent distribués ; les femmes y perdirent leurs écharpes et leurs coiffes, les hommes y laissèrent leurs chapeaux ; mais les hardis compagnons ne firent qu'en rire en disant : « Nous nous moquons du lieutenant « général et nous n'avons que faire de son autorisation pour nous « procurer des cadavres. « (*Revue de la Normandie*, 1863, p. 538. Barbiers et chirurg. en Normandie avant 1792)   .

Quel était à ces époques déjà lointaines le quantum des honoraires? La réponse n'est pas aisée, donnons quelques chiffres. Eusèbe Renaudot, médecin de la Dauphine, en 1650, dit avoir recouvré 917 livres en décembre 1666; 1,473 livres au commencement de l'année 1667, et 400 livres pour s'être rendu à Compiègne en consultation pour Mgr le Dauphin avec d'Aquin père et fils. Tout médecin appelé en consultation chez Colbert recevait un louis d'or, valant au moins cent francs de notre monnaie. Nicolas Brayer, une des lumières de la science au XVIIᵉ siècle, aurait amassé trente mille écus de rente.

L'on ne se faisait pas faute d'appeler un grand nombre de consultants. Lestoile raconte qu'en 1594, Henri IV étant allé voir le marquis d'O, qui souffrait d'une rétention d'urine, le trouva entouré par seize docteurs : « Que vouliez-vous, dit Lestoile, qu'il fît contre tant de médecins ? qu'il mourût ; c'est le parti qu'il prit. »

Voici un document plus ancien, mais intéressant qui nous fait voir que les grands seigneurs d'alors étaient entourés d'un personnel médical nombreux. Il est extrait de « l'Estat de la maison du duc Charles de Bourgogne dit le Hardy » par Olivier de la Marche : « Le duc a six docteurs médecins et servent iceux à visiter la personne et l'estat de santé du prince. Et quand le duc est à table, iceux médecins sont derrière le banc, et voyent de quoi et de quels mets et viandes l'on sert le prince, et lors conseillent à leur advis, lesquelles viandes luy sont plus prouffitables ; ils peuvent à toutes les heures à la chambre du prince, et sont gens si notables, si bons et si grands clercs, qu'ils peuvent estre à beaucoup de conseils, et ont plat à court, comme le premier sommeiller, mais ils n'ont point de chambre ordinaire.

« Le duc a quatre chirurgiens, ces quatre servent pour la personne du duc, et pour ceux de son hostel et autres ; et, certes, ce ne sont point de ceux qui ont le moins affaire en la maison ; car le duc est prince chevaleureux, et de tels exercices de guerre, que par blessure de coup à main, de trait de pouldre ou autrement, il y a bien souvent tant de gens blessés en sa maison et en ses ordonnances, que aultre part en divers lieux blessés, que cinquante chirurgiens diligents auraient assez à besoigner, et à faire leur devoir des cures qui surviennent. Et pour ceste cause, le duc a ordonné, en chascune compagnie de cents lances, un chirurgien. Les dits quatre chirurgiens du duc ne prennent rien des poures ne des compagnons estrangers qui sont au service du prince, et s'attendent à luy de la satisfaction de leurs onguements ou drogheries, et peuvent à la chambre, à toutes heures comme les médecins. »

Si la maison des ducs et des princes avait un personnel médical nombreux, celle des rois surenchérissait encore. Si le Béarnais fut pauvre, il était de bonne maison, et le bon roi Henri IV crut devoir renchérir ici sur le faste déployé par François Ier. Disons que c'était un luxe nouveau, car dans les précédents siècles, les rois de France n'avaient guère à leur service que deux ou trois médecins, autant de chirurgiens et un barbier.

Henri IV déploya ici un véritable faste : il eut un premier médecin, un médecin ordinaire, huit médecins par quartier, quinze médecins consultants, un médecin spagyriste distillateur, quatre apothicaires, un apothicaire distillateur ; un premier chirurgien, un chirurgien ordinaire, huit chirurgiens par quartier, neuf autres chirurgiens sans quartier, deux renoueurs, un opérateur pour la pierre, un oculiste, un premier barbier, flanqué de huit autres barbiers par quartier ; en tout soixante-cinq commensaux chargés directement de veiller sur la santé du monarque.

Ajoutons que Marguerite de Valois, première femme de Henri IV, et Marie de Médicis, avaient leurs médecins, attachés à leur maison particulière, et distincts de ceux du roi.

La maison du roi n'avait pas, avons-nous dit, aux siècles précédents un tel luxe de médecins ou chirurgiens : en 1274, Philippe le Hardi n'avait que quatre médecins ou physiciens, et trois chirurgiens. Les premiers recevaient 100 sous par an (la livre pouvait valoir alors 80 francs de notre monnaie, et le sou 4 francs). Cela était pour Paris, mais lorsque le roi allait à Vincennes, il n'y avait plus au palais que deux médecins, l'un pour le roi, l'autre pour la reine, et deux chirurgiens. Chacun des médecins recevait 18 deniers de gage, trois « provendes, forge, restor et chandeles » et l'un de ses valets était nourri aux dépens de la couronne, tandis que le deuxième était gagiste. Les chirurgiens ne recevaient pas de gages, mais jouissaient de deux provendes, et leurs valets étaient traités comme ceux des médecins. Si les chirurgiens étaient envoyés par ordre du roi, pour quelque mission, ils recevaient chacun deux deniers par jours. Les chirurgiens recevaient 50 sous par an.

Louis X fut plus parcimonieux ; il prescrivit que chacun de ses deux barbiers aurait un cheval et un valet ; que le médecin serait gratifié de trois chevaux et de trois personnes hébergées aux frais de la couronne, et toucheraient 4 sous par jour. Sa femme, Clémence de Hongrie, devait avoir aussi auprès d'elle un médecin payé sur le même taux.

Sous Philippe V, il est spécifié qu'il y aura toujours un « fusicien » à la cour, lequel aura la table, de l'avoine pour deux chevaux, 2 sous par jour pour son valet, une quarte (4 pots et 1 pinte) de vin de Conches, un « kaier de chandeles et 12 menues », trois « courtes matelas ou lit de plume) et du « feurre » en suffisante quantité ; enfin un demi « moule » (un stère environ) de bois à brûler.

Il n'y avait qu'un chirurgien en permanence avec la table, deux provendes d'avoine, 2 sous par jour pour son valet, une quarte de vin, un kaier de chandeles, mais ni courte ni feurre.

Avec Charles IV, les règlements sont les mêmes. Il y avait bien trois médecins à 100 sous par an, quatre chirurgiens à 50 sous, mais chacun était tour à tour de service, et il n'y avait jamais qu'un médecin et un chirurgien en activité.

Au couronnement de Charles IV, qui eut lieu en 1326, les six médecins et les six chirurgiens attachés au palais reçurent de magnifiques présents. Les « fisiciens » purent se revêtir aux frais de l'argenterie royale, d'une belle robe de drap, fourrée de menu vair de martes, et d'un chaperon également garni de ventres de menu vair. Les fourrures des robes données aux chirurgiens étaient beaucoup plus modestes : des peaux de chat et de lapin en avaient fait tous les frais (Compte de la maison des rois de France).

Quels étaient les honoraires à Paris au XVIIe siècle ? A une époque où le numéraire était peu abondant, l'écu ou la pièce de six livres représentait une valeur à peu près double de notre pièce de cinq francs. Aussi les visites atteignaient rarement ce taux ; elles ne s'élevaient guère qu'à un écu de trois livres, les mieux honorées ne dépassaient pas cette limite. La consultation montait jusqu'au gros écu ; en province que pouvaient-ils être ? Au décès de mon père (1861), à Avranches, nous réglâmes les visites sur le pied d'un franc l'une. Que pouvait ce confrère demander à des clients dépourvus de fortune.

Voulant rendre aussi intéressante que possible cette esquisse d'histoire médicale, qu'il nous soit permis, comme document historique, de rappeler la bulle de Pie V. du 8 mars 1566, qui interdisait au médecin de faire plus de trois visites à un malade qui ne se serait pas confessé après le début de ses souffrances (1). On ne trouve, avant le XVIII⁰ siècle, aucun acte émanant de l'autorité civile qui se soit associé à ce regrettable arrêt. Le 8 mars 1712, une déclaration royale l'approuva en l'amplifiant, et en menaçant de peines sévères toute désobéissance. Le pape accordait trois visites, le roi n'en permit plus que deux : quand le docteur arrive pour la troisième fois, il doit se retirer aussitôt si son malade ne lui présente un billet de confession. « Que tous les médecins de notre royaume, dit l'arrêt, soient tenus, le second jour qu'ils visitent les malades attaquez de fièvre ou de toute autre maladie qui, par sa nature, peut avoir trait à la mort, de se confesser...

« Défendons aux médecins de les visiter le troisième jour, s'il ne leur paroit pas un certificat signé du confesseur desdits malades qu'ils ont esté confessez.

« A peine de trois cents livres d'amende pour la première fois ; pour la seconde fois d'être interdits de toutes fonctions pendant trois mois ; et pour la troisième fois d'être déchus de leurs degrés et privés pour toujours du pouvoir d'exercer la médecine en aucun lieu de nostre royaume. »

Un tel arrêt, émanant de l'autorité civile, ne peut vraiment se comprendre. Disons à l'honneur de nos confrères qu'ils éludèrent cette ordonnance. Aucuns, au reste, que je sache, n'ont été poursuivis.

Le devoir du médecin ici est très net, très précis. En conscience il est obligé d'avertir la famille, lorsque son client est en danger de mort ; à elle ensuite d'aviser, à elle la responsabilité. Sa charité peut l'amener à quelques conseils ; mais encore ici il faut un grand tact. S'il le possède, tels avis, telle parole discrète peuvent avoir d'heureuses conséquences. Mais ce n'est pas dans son ministère. S'il essaie quelques démarches, on ne peut que l'en louer, mais la tâche est délicate, et l'intention peut être mal comprise. Il faut ici une très sage réserve. Maintes fois en ma vie, je me suis rappelé cette belle pensée du cardinal Gibbons, l'éminent arche-

(1) Ainsi l'avaient ordonné également le concile de Tortose, en 1429, et celui de Paris de la même année, défense renouvelée du concile de Latran (Franklin. *La vie privée d'autrefois*, p. 30).

vêque américain : « Il faut que l'homme rende librement la citadelle de son âme. » Il faut l'y aider, j'y souscris volontiers, et avec du tact, de la modération, de la réserve, on peut contribuer à apporter à ceux qui nous confient leur santé chancelante, cette paix suprême que la religion seule est capable de donner à celui qui va mourir.

Le Dr Goin a traité cette délicate et grave question, dans le *Journal des sciences médicales de Lille* rédigé par les professeurs de la Faculté catholique, sous ce titre : *Note sur les devoirs du médecin chrétien auprès des mourants*, n° 16, 19 avril 1889.

« Une fois le danger reconnu, dit-il, et le diagnostic bien établi, *que faut-il dire ? à qui faut-il parler et à quel moment ?* Le médecin a le devoir, ajoute-t-il, d'avertir ainsi la famille : « Le cas « est grave et peut se terminer par la mort ; si donc vous avez des « précautions à prendre, soit pour les affaires d'intérêt, soit pour « la conscience, il est temps d'y penser. »

« La prudence demande au médecin qu'il ne parle pas lui-même ; la justice ne lui en fait jamais un devoir, la charité peut seule le lui demander, mais en certaines circonstances seulement. » Le médecin ne parlant qu'à la famille ne doit pas craindre de parler un peu tôt, et de transmettre ses craintes pour l'avenir, alors que la mort n'est pas immédiatement à craindre. A la famille avertie, d'agir ensuite. Si elle vous demande votre concours, faites-le avec une grande prudence, laissant voir au fond la perspective d'une guérison toujours possible. » C'est une affaire sérieuse, direz-vous, mais on en a vu revenir de plus loin.

« En résumé, les devoirs du médecin chrétien auprès des mou-rants peuvent se ramener à deux principes : la justice et la charité. Prévenir qu'il y a danger de mort est un devoir de justice qui relève directement de la profession médicale et qui oblige toujours et partout le médecin. Faire venir le prêtre auprès du mourant est le devoir strict de la famille, et n'est pour le médecin qu'un devoir de charité, qui l'oblige plus ou moins, suivant les circonstances de temps, de lieu, de personnes. »

Qu'il nous soit permis, profitant de ces quelques digressions, de dire comment étaient soignés les malades dans un hôpital, en l'année 1435. Notre récit aura sa couleur locale normande puisque c'est de l'infirmerie de l'abbaye de Fécamp que nous voulons entretenir nos lecteurs.

« Un compte de l'infirmerie de l'abbaye de Fécamp, de l'année 1435, peut donner une idée de la manière dont la médecine était pratiquée dans une petite ville à cette époque.

« L'infirmerie était confiée aux soins d'un religieux, elle formait un des offices entre lesquels étaient partagés les revenus de la communauté.

« L'infirmier avait sous ses ordres un receveur ou clerc ; le premier touchait XII livres, le second VI livres de gages par an.

« Le logement des malades se composait de différentes pièces désignées sous le nom de grande salle, de petite salle, de chambre de Dom Pol, et, de plus, d'une chambre de *parement*. Cette dernière recevait le jour par des fenêtres formées, suivant l'usage, de losanges de verre reliés entre eux par des bandes de plomb. Elle était garnie de nattes, meublée de bancs, d'une couche assez propre et d'un grand lit couvert de serge vermeille. »

« Il y avait dix malades. L'eau sucrée, les amandes, les fruits paraissent avoir été les principaux remèdes. Le prieur et un autre furent saignés au pied dans l'eau, le second pour « *soupçon* d'épidémie ». L'un deux fut baigné par trois jours dans un bain où l'on avait jeté certaines herbes.

« Il n'y avait pour exercer la médecine à Fécamp qu'une physicienne du nom d'Isabelle. Elle fut priée d'examiner l'urine de quatre religieux, d'en donner son avis, et aussi de préparer les *breuvages* réclamés par la position des malades. Il fallut adresser la fiole aux médecins de Rouen ; c'était jusque-là, en effet, qu'il fallait aller pour mettre la main sur un maître ès arts. » Il serait permis de conclure, par les ouvrages trouvés dans la bibliothèque de l'abbaye, et conservés dans la bibliothèque de Rouen, qu'il n'en fut pas toujours ainsi. Voici la liste de ces ouvrages : *Practica magistri Platearii ; Summa magistri Geraldi, Bituricensis medici ; Platearicis de medicamentis simplicibus, medicina gilberti Anglici*, 1, 33-18, 1, 35-19.

« On sait d'ailleurs qu'anciennement la médecine n'était pas le partage exclusif des laïques. Le chapitre de Rouen a presque toujours compté des médecins parmi ses membres. Nous citerons entre autres : Gervais Chrétien, Jean Boutin, Martin Gazel, médecins du Roi, 1367, 1379, 1408 ; Jean de Pailly, 1386, Ph. Hardi, et Pierre Miot, 1409.

« Fécamp n'était pas mieux fourni en remèdes qu'en médecins. En dehors de certains remèdes communs, tels que l'eau sucrée, la tisane, les breuvages que préparait Isabelle, les boîtes de *triacle d'Alexandrie*, dont il existait un petit dépôt à l'infirmerie, c'était à Rouen qu'il fallait aller faire sa provision : c'est de là qu'on rapporta un électuaire, un laxatif et un sirop pour le prieur, du *pomselium*, et autre onguent laxatif pour Jean Laurent, du gingembre vert pour Beaufils. Même embarras lorsqu'il s'agissait d'une opération chirurgicale un peu délicate ; car, pour la saignée, on s'adressait au premier barbier venu, ou au maréchal ferrant de l'endroit.

« Isambard Lavenu était entré à l'infirmerie, pour une maladie qui réclamait l'art du chirurgien. Il n'y en avait pas à Fécamp. On envoya quérir celui de Bertheauville, qui se nommait *Pierre de la Croix*. Il reçut pour sa peine un pot de vin à souper de 2 setiers huit dixièmes, et, de plus, 10 sols pour sa consultation. L'avis du chirurgien ne fut pas du goût de notre pauvre malade. Quelques jours après, il s'achemina à Jumièges, où un nommé *Robin du Querne* s'était fait quelque réputation par son habileté. Revenu à l'infirmerie, après quelques jours de réflexion, il se décida à se faire opérer.

« *A son occasion*, dit notre compte, furent employées les parties qui en suivent :

« A maistre Pierre de la Croix, surgien, pour fere l'offrande du dit Lavenu à Saint-Cosme et Saint-Damien, ainsi qu'il est accoutumé de le faire, comme dit ledit surgien..............V.s.X.d.

« Pour un pot de vin audit maistre et ses gens qui lui aidèrent à faire l'incision et appoincter ledit Lavenu le jour dessus dit...II.s.VI.d.

« Audit maistre Pierre, surgien, pour avoir appoincté et ordonné le dit Lavenu, pour onguements nécessaires par marché à lui fait par le prieur, présens à ce l'official, infirmier et autres plusieurs. V s. d'or.

« Et parmy le dit marchié, le dit maistre Pierre devait avoir ses despens tant pour lui que pour son cheval, toutes foys qu'il viendrait visiter le dit Lavenu.

« Pour chopine de vin le vendredi dessus dit, pour le souper du dit maistre Pierre..XV.d.

« Pour III pouchins le samedi XVIIe jour............II.s.III.d.

« Pour selletens à dîner et souper ce jour.................X.d.

« Pour amandes ce jour à disner au dit Lavenu...........IX.d.

« Pour chopine de vin ce jour à souper, au dit surgien....IV.d.

« Pour chucre et saffren au dit Lavenu le dimence XVIIIe jour du dit moys..XII.d. ob.

« Pour chopine de vin ce jour à disner au dit surgien....XV.d.

« Pour grappes vermeilles au dit Lavenu le lundi.........V.d.

« Pour 1 rongé le mardi ensuivant......................X.d.

« Pour 1 flondre, le mercredi ....VIII.d.

« Pour poires ce jour.................................V.d.

« Pour selletens, le vendredi ensuivant.................X.d.

« Pour les dépens du cheval du dit maistre Pierre.XXVII.s. III.d.

« A Jehannet de la Croix, barbier, à charge de visiter et de remuer les malades, et de fournir certaines drogues pendant l'année 1435................................XXVIII.s. II.d.

« Ainsi donc, en l'année 1435, Fecamp était privée de secours de médecins, et n'avait à son service qu'une physicienne, d'instruction médicale fort bornée.

« Si Fécamp, port assez important, était ainsi dépourvu de médecins ; qu'était-ce en pleine campagne, que devenaient les pauvres gens ? Pour eux, la médecine n'existait pas, ils étaient forcément réduits à l'emploi de quelques remèdes populaires, et aux seules ressources de la nature.

« Près d'un siècle plus tard, dans un compte de l'infirmerie de Fécamp, de l'année 1524, deux médecins sont nommés, Alexandre Rabieul, et maître Thomas Morin.

« Il y avait aussi dans la ville un apothicaire qui préparait des drogues conformément à leur ordonnance. Quelques années auparavant, un arrêt du Parlement ne permettait aux apothicaires de délivrer des drogues que sur ordonnance du médecin. »

(Ch. de Beaurepaire (1857-1858). *Extrait d'un compte rendu de l'infirmerie de Fécamp.*)

Quittons ces digressions, et revenons aux faits et gestes de la Faculté. Nous nous arrêterons peu à l'examen des statuts ou des règlements intérieurs (1). Partout on retrouve un grand respect de l'autorité, une même fidélité aux coutumes religieuses, beaucoup d'apparat, de solennité, signe sensible de choses sérieuses faites par des hommes sérieux. Il faut savoir ici chercher le côté grave bien que le dehors paraisse quelque peu prétentieux. Nous constatons aujourd'hui l'excès opposé. Cruveilhier, et je l'ai vu, faisait encore ses leçons en robe, et depuis... qu'il est difficile à l'homme de garder une juste et sage mesure. En abandonnant la robe pour la redingote ou la jaquette, soit aux examens, soit aux cours, nos professeurs ont laissé de côté un prestige qui avait sa valeur.

Rappelons encore que le doyen ne devait qu'à ses pairs l'honneur du décanat. On prenait deux urnes, l'une pour les anciens, l'autre pour les jeunes. Après avoir agité les billets, le doyen tirait trois noms de la première urne et deux de la seconde, puis les cinq docteurs désignés prêtaient serment de choisir les plus dignes. Il devenaient électeurs, mais cessaient d'être éligibles. Parmi les docteurs présents, ils choisissaient trois noms, deux anciens et un jeune. Le doyen sortant tirait un de ces trois noms

(1) Dès que la Faculté eut pris naissance, elle s'est donné des statuts qui remontent à 1270, et qui furent revus en 1274 et en 1281. Le 14 octobre 1350, sous le décanat d'Adam de Francheville, ces statuts furent revisés et demeurèrent en vigueur jusqu'à la fin du XVIᵉ siècle. Sous Henri IV, les statuts furent revisés ; aux 66 articles des anciens statuts on en ajouta 22 nouveaux qui furent présentés au Parlement le 3 septembre 1598, transcrits dans les commentaires de la Faculté et réimprimés en 1634, sous le décanat de Boujonier. Il existe plusieurs éditions de ces statuts rédigés en latin. L'édition de 1751, petit in-12 de 626 pages, Quillau éditeur, contient 84 articles, confirmés par arrêt du Parlement, le 19 avril 1751. Ce sont les derniers statuts qui ont régi l'ancienne Faculté.

Nous ne pouvons les citer, mais après les avoir lus, on est saisi de respect pour ceux qui les ont si sagement rédigés. La suppression des vieilles écoles entraîna l'abolition de tous ces statuts qui ne reparurent ni avec la création des nouvelles écoles de santé ni avec la création de la nouvelle Université de France. Ne craignons pas d'affirmer que ce fut infiniment regrettable : les modifier pouvait être utile ; n'en plus tenir compte était une erreur, mais erreur révolutionnaire voulue et calculée. Aussi après un siècle d'efforts et de luttes, nous cherchons encore notre voie. Nos pères nous l'avaient pourtant sagement indiquée, et des siècles de grandeur et de prospérité affirment que leurs principes étaient bons.

au hasard, celui dont le nom sortait était proclamé doyen pour deux ans. Cette coutume n'était-elle pas vraiment préférable à notre système moderne de l'élection par le chef de l'État. Et si les agrégés et professeurs retrouvaient ce prestige d'antan, je crois que l'élection n'y perdrait ni en indépendance ni en valeur.

Les professeurs étaient élus suivant le même mode, tous les docteurs d'alors devant être prêts à enseigner. « Il y aurait, dit Raynaud, beaucoup à dire sur ce professorat électif, beaucoup de bien, je crois. » On a supprimé le concours pour le professorat, et on peut certes le regretter; mais à son défaut, l'élection des professeurs par les professeurs en exercice et agrégés d'une même Faculté, me paraîtrait encore préférable à nos errements modernes. Il y a encore la présentation par la Faculté, dernier vestige de libertés perdues.

Si l'organisation de l'école était bonne, en principe, les études laissaient bien à désirer, et l'enseignement clinique, la pierre de touche de toute instruction médicale, faisait défaut. Nos pères semblaient oublier qu'on n'apprend la médecine qu'au lit du malade. On n'avait pour s'instruire que des visites à l'Hôtel-Dieu, faites sans direction et sans suite, ou la visite faite chez le client en compagnie d'un docteur. Que pouvait-on apprendre ainsi? Les malades d'alors étaient vraiment bien complaisants.

Nous terminerons cette brève étude de la corporation des médecins par le récit suivant, qui venge très noblement les médecins des critiques de Molière :

« En robe, en bonnet et en rabat, lorsque la corporation des docteurs assistait aux examens et aux thèses, elle avait, quant à l'extérieur, dans ces moments de solennité, une grande ressemblance avec la noble corporation qui rendait des arrêts et non pas des services. Le costume de la ville avait aussi de l'analogie; comme les magistrats, les docteurs étaient rigoureusement vêtus de noir, ou tout au moins ils payaient rarement un tribu au clinquant de la mode, qui couvrait les nobles et les riches de soieries éclatantes et de nombreux bijoux.

« Néanmoins tout luxe n'était pas banni : la manchette de dentelle

couvrait la main, quelquefois ornée de bagues ; une canne à bec
de corbin donnait au plus jeune une sorte de dignité dans la
démarche, enfin une perruque courte et à boucles sévères impri-
mait à leur visage quelque chose de magistral. Dans les grands
jours, l'habit était de soie ; d'autres moins riches ou moins élégants se contentaient d'un drap noir ou brun. La veste de soie
était semée, d'une main plus ou moins prodigue, de ces broderies
charmantes dont les portraits du temps nous ont conservé le précieux souvenir.

« Les rapports ne se bornaient pas à ces traits superficiels de
ressemblance. Ces deux corporations avaient des tendances qui
devaient être une cause puissante de rapprochement. Les parle-
mentaires étaient connus pour leur indépendance, et surtout pour
leur résistance aux empiétements de la cour, les médecins possé-
daient cet esprit d'opposition qui les caractérise encore... Assis
au foyer de la famille, ils s'entretenaient, avec ces hommes austères
de la classe parlementaire, des vues nouvelles des philosophes et
des grands intérêts de l'État, en négligeant, sans doute, les
caquets de Saint-Germain, les galanteries de Versailles, et ces
médisances de ruelles qui attaquaient toutes les réputations. Tel
était le rang que s'étaient fait les docteurs de l'ancienne Faculté.
Magistrats de la santé, ils s'étaient placés presque aussi haut que
les magistrats de la justice, et bien que, issus de la bourgeoisie et
même du peuple, leur talent joint à leur moralité les avait revêtus
d'une sorte d'aristocratie. » (Dʳ J. Dominique.)

L'art qui avait pour objet la guérison des maladies internes ou
externes, dit Quesnay, ne trouva pas un accès facile dans l'Université ; celle-ci n'était ouverte qu'à l'étude des sciences, et « aux arts
éclairés par des principes ». Ce mot est d'une grande portée, et
permet d'expliquer bien des choses ; mais il ne faut pas l'accepter
sans réserves. Les anciens médecins n'avaient pas été des philosophes oisifs, vainement occupés de spéculation ; presque tous
avaient été des savants également utiles par leurs conseils et par
les secours de leurs mains ; et les œuvres d'Hippocrate et de Galien
ne sont point assurément « sans principes ». On le reconnut,
peut-être, et quelques médecins ecclésiastiques s'associèrent aux

savants de l'école de Paris. « Déguisés au moins sous les dehors de
l'antiquité, et sous les enseignes d'Hippocrate et de Galien, ils se
présentèrent aux portes de l'Université ; elles s'ouvrirent au nom
seul de ces deux fondateurs de toute la médecine ; leurs livres furent
placés dans la nouvelle École comme des oracles qu'il fallait con-
sulter ; les anciens médecins, entièrement oubliés en France,
semblaient donc revivre ; ils parlaient dans les leçons leur propre
langue, c'est-à-dire qu'on interprétait les médecins grecs, savoir
Hippocrate et Galien. »

Mais l'Université, en adoptant les médecins, leur interdit le
mariage. Ce fut cette nécessité de vivre comme des prêtres, qui
engagea les anciens médecins de Paris dans l'état ecclésiastique.
Ils furent presque tous chanoines de Paris, de Saint-Marcel et
d'Amiens ; mais, en entrant dans la Faculté, ils renonçaient à la
chirurgie comme un art indécent pour eux. « On ne leur permettait que de donner des conseils sur les maladies, la visite des
malades dans leurs lits ou dans leurs maisons leur étant interdite,
les maladies honteuses ou les maux attachés aux femmes blessant
la dignité sacerdotale. Les physiciens, renfermés dans des bornes
si étroites, auraient joui d'un loisir que le public aurait troublé
rarement, s'ils n'eussent eu recours à une espèce de charlatanerie.
Sous les apparences d'une piété qui n'était pas désintéressée, ils
étalèrent d'abord leur secours dans l'église Notre-Dame (1) ; quelques malades se traînaient jusqu'au parvis (dans une maison où
il y avait eu des étuves entre l'Hôtel-Dieu et la maison de l'Évêque)
pour se présenter aux médecins ; ceux à qui des maux pressants
ne permettaient pas de se transporter dans ce lieu, y envoyaient

(1) « Avant que les médecins allassent voir les malades au logis, on portait
l'urine à un médecin pour en juger ; on lui baillait un *Carolus*, pour ce qu'il
ordonnait une médecine de *Succo Rosarum*. J'ai vu maître Tacquet, docteur de
Paris, qui avait trois crocs : en l'un étaient enfilées des recettes de médecine, *de
Succo Rosarum* et *de Diacarthami* ; au second croc étaient des ordonnances pour
des saignées ; et, au troisième, pour des clistères ; or, quand, par une petite
fenêtre qu'il avait à sa salle (comme ont encore plusieurs médecins ; M. Thibault
est le dernier qui en ait usé ainsi), il avait jugé ce qu'il fallait au malade, il
tirait de l'un de ses crocs la recette pour la saignée ou pour la médecine ; ainsi
ils gagnaient leur vie honorablement ; au lieu qu'aujourd'hui ils veulent aller
voir les malades, et pour un Carolus qu'ils avaient, ils ont un quart d'écu. » Reg.
vol. C, feuillet 26, au revers et au feuillet 27.

leurs urines et leurs excréments, pour que les docteurs devinassent leurs maladies. Quelques malades plus inquiets leur envoyaient un détail de leurs maux par écrit ; d'autres consultaient, par la bouche de quelque témoin oculaire de leurs souffrances, ces médecins si charitables qui vendaient pieusement leurs conseils. Lorsque les exposés des maladies étaient portés chez les physiciens, c'est-à-dire chez les médecins ecclésiastiques, les chirurgiens étaient appelés en même temps pour décider avec les docteurs, et ils se chargeaient de la conduite des remèdes et des maladies ; ces consultations, qu'on peut appeler aveugles, n'étaient pas abolies à la fin du XVe siècle (1). Les maladies n'étaient donc conduites dans ce temps-là que par les médecins chirurgiens, qui seuls se rendaient près des malades.

Qui ne voit combien le savoir, l'expérience de ces derniers devaient être supérieurs à ces physiciens qui étaient « comme ces savants géographes, qui ne connaissent les routes que par l'histoire ou par des cartes anciennes ».

Nous avons à grands traits esquissé la vie médicale dans son organisation et dans sa pratique ; nous allons la suivre encore, et la mieux juger en narrant rapidement l'histoire des chirurgiens et des barbiers ; odyssée burlesque parfois, toujours éminemment regrettable, et que de nos jours nous aurions vraiment peine à croire si d'irréfutables et nombreux documents n'étaient là pour enlever nos doutes.

« La médecine et la chirurgie n'étaient autrefois que deux branches qui sortaient de la même tige, ou plutôt c'étaient deux troncs différents de même art. » Ces paroles de Quesnay sont d'une incontestable justesse ; et Lanfranc a, en quelque sorte, devancé notre époque, en disant : « Personne n'est bon chirurgien s'il n'est médecin. » Il était réservé au professeur Verneuil de démontrer

(1) Et est illud tempus quo Medici-Chirurgi Myrrhati vocabantur, sed uno omnium assensu Clerici contemplationibus et consultationibus fuere attenti, et Medici-Chirurgi totam medicinam faciebant, et exercebant Lutetiæ ; quia Clerici non accersebantur ad ægros ; sed tantum consilium in eorum domibus petebatur. Vol. C, p. 28 des Reg.

avec éclat la relation qui existe entre les « traumatismes et les états pathologiques antérieurs constitutionnels ». Sans études médicales préalables, comment arriver à poser un diagnostic raisonné, réfléchi ? Sans lui, le chirurgien ne serait plus qu'un habile « inciseur ». Il doit être pénétré des causes générales, troubles fonctionnels ou organiques qui ont déterminé les affections réclamant son intervention.

Alors que la médecine était, comme nous l'avons précédemment rappelé, exercée par les clercs, les moines ou les prêtres d'une manière absolument empirique, et souvent même sans examen des malades (ils donnaient parfois leurs avis sur la simple vue des urines ou des excréments qu'on leur envoyait, ou sur le simple dire de témoins oculaires), les médecins chirurgiens laïcs allaient voir les malades à domicile, et « c'étaient eux, et non les clercs qui étaient maîtres en expérience ». « Mais ces médecins laïcs furent séparés des physiciens comme des hommes impurs ; leur long savoir et leur longue expérience furent des titres inutiles, on leur refusa opiniâtrément l'entrée de l'Université. »

Si nous cherchons les causes de l'abaissement d'un art qui avait brillé d'un vif éclat chez les anciens, nous les trouvons dans les pré-jugés religieux des Arabes et des chrétiens qui entraînèrent la suppression des autopsies, des études anatomiques et des opéra-tions sanglantes (*Ecclesia abhorret a sanguine*) ; puis dans les mœurs des temps féodaux qui faisaient considérer tout exercice manuel comme avilissant et compromettant la dignité de celui qui s'y livre. Eh quoi ! dirons-nous avec Quesnay, le scapel se désho-norerait-il en devenant bistouri ?

Le véritable fondateur de la corporation des chirurgiens, qu'elle s'appelle confrérie de Saint-Cosme (1), collège de Saint-Cosme ou

---

(1) « Toutefois pour ne flatter en rien cette histoire, il ne faut point faire de doubte, que combien que la chirurgie fasse part et portion de l'art de la méde-cine, qui est l'une des quatre Facultés de l'Université de Paris, et néanmoins celle de la chirurgie n'y peut sur son advènement trouver place... Leur rendez-vous n'était point en leur réception par-devant le chancelier de l'Université, ains le prévot de Paris, et finalement que l'on reçoit à cette charge les femmes aussi bien que les hommes. Profession de tout incompatible avecques celle de l'Université.

« Mais pour se venger de cet impropere, ils voient leur exercice à la piété, de Saint-Louis, Académie de chirurgie, Société de chirurgie, est le Normand Jean Pitard, né à Aulnay près de Caen. Son portrait se trouve dans le tome XX du journal complémentaire du *Dictionnaire des sciences médicales*. Son authenticité nous paraît bien douteuse.

Avant Jean Pitard, la chirurgie était entre les mains des quatre maîtres, vivant ensemble et dont la maison était une sorte d'infirmerie : *Florebant Parisiis quator insignes chirurgi, sub eodem tecto solitarie degentes* (de Vaux). Mais de grands désordres survinrent, nés de l'irruption de chirurgiens étrangers chassés de l'Italie à la suite de troubles politiques ; et Pitard fit comprendre à Saint Louis le danger de laisser chacun s'ériger en chirurgien. Le roi écouta la requête de Pitard, et réunit les chirurgiens dans une corporation qu'il réglementa en 1226 ou 1260, ou 1268, date beaucoup plus vraisemblable. (Voir la biographie de Pitard.) C'est donc sous Saint Louis qu'a été fondée la société des chirurgiens.

Comme l'entrée de l'Université ne fut pas ouverte aux chirurgiens, ceux-ci choisirent tout d'abord pour lieu de réunion, et y instruire leurs élèves, l'église de Saint-Jacques de la Boucherie. Quand les Facultés se répandirent du côté de la rue Saint-Jacques et du côté de Sainte-Geneviève, les chirurgiens changèrent de demeure avec elles ; ils s'assemblèrent dans l'église Saint-Cosme et leurs exercices ne se firent plus qu'aux Mathurins.

Si la pièce authentique qui prouverait que le collège de Saint-Cosme s'est constitué sous Saint Louis n'a pu être retrouvée (1),

en l'honneur de Sainct-Cosme, et Sainct-Damien, sous le nom de confrairie. Charles V le sage roi de France fit partie de leur confrairie.

« De là est venu que tous les premiers lundys de chaque mois, après la célébration du service divin, en l'église de Sainct-Cosme et de Sainct-Damien, ils sont tenus de penser gratuitement tous les pauvres blessés qui se présentent à eux, et ont besoin de leur industrie. Et au lieu ou en la Faculté de médecine, les jeunes bacheliers, ou licenciez n'ont autres conducteurs de leurs ordres que les anciens docteurs, dont ils en choisissent un pour leur présider en leurs actes des bacheleries, ou licences ; les chirurgiens d'un plus haut appareil, reçoivent cet honneur en leur art par les mains de deux officiers du roy, je veux dire par les deux chirurgiens du roy, jurés au Châtelet. »

(1) Voici ce qu'a écrit Pasquier :

« Les chirurgiens, par une vieille cabale, attribuent la première institution de leur collège à Sainct Louis, qui est un abus, ainsi que je le vérifieray en son nous avons démontré à la biographie de Pitard les raisons qui permettent de regarder cette assertion comme justifiée ; mais il faut arriver au mois de novembre 1311, pour avoir un édit de Philippe IV le Bel, qui déclare que nul homme ou nulle femme, *nullus cyrurgius, nullave cyrurgica*, ne pourra désormais exercer la médecine sans être préalablement approuvé par le chirurgien juré du Châtelet et sans avoir reçu de lui l'autorisation d'opérer, *licentiam operandi*, expression malheureuse qui fut une source interminable de plaintes et de réclamations. Était-ce une simple permission, ou un grade universitaire ? Chinoiserie, dira-t-on ; elle fut la source d'interminables disputes.

En avril 1352, le roi Jean confirma cette ordonnance ; et elle fut confirmée par tous les rois qui le suivirent. François Ier, en janvier 1544, octroya, de nouveau, des lettres au collège des chirurgiens de Paris, par lesquelles il leur accorda les mêmes privilèges, franchises, immunités qu'aux autres suppôts de l'Université, et dans cette pièce, datée de Fontainebleau, ils sont appelés bacheliers, licenciés, maîtres et professeurs. Les autres souverains confirmèrent ces privilèges, de Henri II en 1547, à Louis XIV en 1644. Les chirurgiens, outre leurs statuts avaient leur blason ; ils portaient *d'azur aux trois boîtes d'argent posées 2 et 1.* Louis XIII, admis membre honoraire de la confrérie, en souvenir de sa naissance, 27 septembre 1601, fête de Saint-Cosme, avait

lieu, car le plus ancien titre qu'ils aient de leur ordre est du roy Philippe le Bel, du mois de novembre 1311, qui fut par lui fait en forme d'édit. »

En effet « leur commune voix est que ce fut le roi Sainct Louis, le tirant en couverture de l'appointé qui fut fait entre maître François Fromond, et Robert de Langres, chirurgiens du Roi jurez, du Châtelet d'une part, et maître François de Troyes, prévôt d'autre part. Cettuy soutenant que par les statuts et privilèges, Royaux de Sainct Louis, et autres Roys, il devait seconder aux examens de nouveaux maîtres, les deux chirurgiens du Roi jurez. Ce que je serai très aise de croire ; mais quand je voy que les trois lettres en forme d'édit de Philippe de l'an 1311, de Jean de l'an 1352, de Charles cinquième de l'an 1370 ; il n'est faite aucune mention de ce grand parrain, je suis contraint de baisser les mains, et imputer cette allégation à la liberté d'une plume, dont assez souvent on abuse en plein tribunal.

« Néanmoins d'après leurs anciens archifs, ils trouvent, et sont d'accord que Pitard aurait mis la première main au bastiment de leurs statuts, dès l'an 1278. (Saint Louis mourut en 1270.)

Ce « néanmoins d'après leurs anciens archifs » ne tend rien moins qu'à diminuer l'affirmation de Pasquier.

ajouté à leur blason une fleur de lis d'argent en abime (au centre).

La Faculté de médecine ne pouvait voir ses privilèges accordés aux chirurgiens sans un secret dépit. Elle prétendait être seule maîtresse, et ne pouvait tolérer aucune rivalité. Elle renouvela à ses élèves ses prescriptions. Nul d'entre eux ne devait exercer la chirurgie manuelle. Les chirurgiens ne devaient point outrepasser les bornes de leur métier. Elle rappelait les anciens statuts qui, disait-elle, les assimilaient aux apothicaires et aux herbiers.

Un moment, on put craindre une division entre les chirurgiens. En 1352, Pierre Fromont et Robert de Langres, alors chirurgiens jurés au Châtelet de Paris, veulent, exécutant un édit du roi Jean, s'approprier le droit exclusif d'examen. Le collège de Saint-Cosme réclame, et un arrangement amiable laisse en fin de compte les partis en présence, jusqu'à ce qu'un arrêt du Parlement, 25 février 1355, établit que désormais le prévôt des chirurgiens serait adjoint aux chirurgiens jurés du Châtelet. Charles V, affilié à la confrérie de Saint-Cosme, confirme, par un édit de 1634, l'arrêt du 25 février 1355. Le prévôt des chirurgiens se trouva définitivement adjoint aux chirurgiens jurés du Châtelet.

La Faculté en serait bien morte de dépit, si une Faculté de médecine pouvait mourir; mais un nouvel élément de discorde allait surgir, et elle tâcherait d'en profiter largement.

Les chirurgiens, forts de leurs édits, de leurs succès, et des services réels qu'ils rendaient, se montrèrent arrogants, ne se firent pas faute d'ordonner médecine *laxative* ou *altérative* et prirent de grands airs devant cette Faculté qui les avait toujours traités de si haut, et tenus le plus possible à distance.

La Faculté voulait les dominer et les empêcher d'empiéter sur leurs prérogatives de médecin; eux, de leurs côtés, voulurent dominer de petites gens qui jouèrent un rôle important à leur époque, et qui ne se faisaient pas faute d'exercer la chirurgie qui n'était pas leur fait : nous avons nommé les barbiers.

« Nous avons eu de tout temps, les Barbiers, gens destinez par leur mestier pour accomoder les barbes et cheveux. Et parce que nos ancêtres se faisaient ordinairement, non tondre, ains raser leurs barbes, comme pareillement de fois à autres leurs cheveux.

en quoy le razouër estait nécessaire aux barbiers; aussi commen-
cèrent-ils de s'apprivoiser du médecin par les saignées qu'il ordonnait, et en après d'enjamber petit à petit sur l'estat du chirurgien. »

Dans le registre des métiers de la ville de Paris, on voit qu'au
mois d'août 1301 il y avait à Paris vingt-neuf barbiers qui s'occupaient de petite chirurgie; en 1634, il y en avait quarante, et
trois cents en 1743.

Un édit de Philippe le Bel de 1301 est ainsi conçu : « L'an 1301,
le lundi après la mi-aoust, furent semons tuit li barbiers qui s'entremectent de cyrurgie, et leur fut deffendu, sous peine de corps et
d'avoir que cilz qui se disent, cyrurgiens barbiers, qui ilz ne
ouvreient de l'art de cyrurgie, devant ce qu'ilz soient examinez
des mestres de cyrurgie, sçavoir se ilz sont souffisans au dict
métier faire. » Cette ordonnance ne fut pas la seule; le même
monarque était obligé de réitérer la défense aux larrons, espions,
voleurs qui mettaient des bannières à leurs fenêtres comme les
vrais chirurgiens; toujours la vieille histoire de la charlatanerie.

« En quoi je puis remarquer, dit Pasquier, pour chose très
vraye que de toute ancienneté, il y a eu deux ambitions qui ont
conçu : l'une dedans l'âme du chirurgien, afin que sa compagnie
fut incorporée en l'Université ; et l'autre, en celle du barbier, que
sa confrairie fit part de celle des chirurgiens. Chose à quoy ny
l'un ny l'autre n'ont pu atteindre, quelques artifices qu'ils y ayent
diversement apportez. » (Le razouer contre le bistouri.)

« D'une bien longue ancienneté » les barbiers guérissaient les
plaies. Les chirurgiens s'y opposèrent « fort et ferme ».

Les barbiers « empeschez par eulx (les chirurgiens) dans leurs
mestiers » réclamèrent. Ils furent écoutés et Charles V les exempta
du guet « pour ce que il eschiet bien souvant que lez anciens
d'iceulx exposans, lesquelz presque touz s'entremectent du fait de
sururgie, sont envoiez querre por nuit à grant besoing, en deffault
des mires et surgiens de la dicte ville, dont, se iceulx exposans
n'étaient trouvez en leurs maisons, plusieurs grans périlz et incon-
vénients s'en pourroient ensuiv » (ord. de 1365); mais aussi ils
furent obligés de visiter et de panser les pauvres qui ne pouvaient
être vus dans les hôpitaux.

Au mois de décembre 1371, les barbiers, qui avaient fait des statuts, et s'étaient mis sous l'invocation du Saint-Sépulchre, présentèrent leurs statuts à Charles V qui les approuva, et établit « que le premier barbier et valet de chambre du roi, est et doit être garde du dit métier comme autreffoix, qu'aucun barbier de quelconque condicion ne doit faire office de barbier en la dicte ville et banlieue, se il n'est essaiez par le dit mestre et les jurés en la manière au temps passé. Il est interdit de faire œuvre de barberie, hors de saignier et pugnier. »

Les chirurgiens ne furent pas satisfaits de cet édit, qui ne limitait pas d'une manière assez précise l'exercice des barbiers, qui empiétaient autant qu'il leur était possible sur le terrain chirurgical. Ils réclamèrent et obtinrent (4 mai 1423) que les barbiers ne feraient plus de chirurgie. Mais ceux-ci firent valoir leurs statuts et gagnèrent leur procès (4 novembre 1424). Les chirurgiens en appelèrent et le Parlement (4 septembre 1425) rendit un arrêt qui permit aux barbiers « d'administrer emplastres, onguemens et autres médecines convenables, pour boces, apostumes, et toutes plaies ouvertes, à moins que le cas puisse entraîner la mort, car les mires jurez sont gens de grand estat et de grant sallaire et les pauvres gens ne sauraient comment les payer ».

Malgré les termes précis de cette ordonnance, il y avait encore moyen de faire œuvre de barberie en administrant autre chose qu' « emplastres, onguements », et les procès n'étaient pas prêts de prendre fin.

C'est à cette date qu'apparaît, dans les ordonnances royales, la distinction entre les praticiens à robe longue, mires ou physiciens, les chirurgiens à robe courte formant confrérie sous le patronage de saint Cosme et saint Damien, et les barbiers portant épée et remplissant office de barberie sans conteste.

Cette distinction était faite dans toute la France. Dans quelques localités, on distinguait encore les barbiers entre grands et petits barbiers. Les premiers, montés sur de belles haquenées, annonçaient leur venue au son du grelot de leur bête, et faisaient choix de malades. Les seconds, véritables compagnons, allaient de commune en commune vendre leurs amulettes et leurs onguents, *antidotes et drogues renfermés en leur boîtier*. Pauvres gens qui mettaient à profit la bêtise et la crédulité humaine toujours exploitables.

Disons en passant que les grands barbiers portaient quelques instruments, ciseaux, pinces, rasoirs, lancettes, etc., et les cinq onguents réputés indispensables : le *basilicon*, regardé comme maturatif ; *l'onguent des apôtres*, pour changer la vitalité des parties ; *l'onguent blanc* pour les consolider ; *l'onguent jaune* pour faire pousser les bourgeons charnus, et *l'onguent dialtaca* pour calmer la douleur locale, sans compter ceux que chacun préconisait.

Guy de Chauliac lui-même ne sortait jamais sans porter avec lui une *bourse de clystères* et des simples dont il retirait *honneur, profit et grand nombre d'amis*.

« Au reste, Guy veut que le chirurgien soit *lettré, expert, ingé-*
« *nieux et bien morigène*, qu'il soit *hardy en choses seures,*
« *craintif en danger* ; *qu'il fuye les mauuaires cures ou prac-*
« *tiques* ; *qu'il soit gracieux aux malades, bienueillant à ses*
« *compagnons, sage en ses prédictions* ; *qu'il soit chaste,*
« *sobre, pitoyable et miséricordieux* ; *non conuoiteux ni extor-*
« *tonaire d'argent* ; *mais qu'il reçoive modérément salaire*, selon
« *son travail, les facultez du malade, la qualité de l'issue ou*
« *éuénement et sa dignité.* »

Quelque modeste que fût la corporation des barbiers, elle rendait assez de services pour qu'on dût, dans une certaine mesure, compter avec elle. Sans doute la *Barberie* ne tenait pas le haut du pavé, et nous voyons une disposition qui enjoignait de donner pour les soins prodigués aux pestiférés, en 1333, trois cents livres parisis aux mires ou médecins, cent vingt livres aux chirurgiens et quatre-vingts livres seulement aux barbiers. A défaut de priorité, elle avait pour elle d'être remuante, nombreuse et envahissante.

A Rouen, à Montpellier, à Bordeaux, etc., ils existaient déjà en corporations indépendantes, ne relevant que de l'administration communale. Ailleurs, les barbiers reconnaissaient un chef immédiat dans la personne du premier barbier et valet de chambre du roi. Celui-ci, déclaré « maître et garde du mestier », eut le pouvoir de créer dans les bonnes villes des lieutenants qui jouissaient du droit exclusif de regard et visitation sur tous les barbiers, lesquels étaient autorisés à se faire représenter eux-mêmes par des commis barbiers. Ces praticiens du mestier formèrent un réseau hors duquel nul ne pouvait lever, ouvroir ou estre maistre, sans examen devant des jurés nommés par le lieutenant. Chaque nouveau maistre en barberie prenait lettres scellées des sceaux du premier barbier moyennant cinq sols, et recevait du même une copie de « l'Armenac » (almanach) fait de l'année. Cette copie lui coûtait «deux sols six deniers tournois », somme considérable pour l'époque ; mais nul n'eût pensé payer trop cher le livret indicateur des jours critiques et non critiques relativement à l'opportunité de la saignée que la vanité des chirurgiens leur avait abandonnée, et que les médecins leur confiaient forcément.

Enfin nous voyons Louis XI donner aux barbiers parisiens une des soixante et une bannières qu'il distribua au corps des métiers de la capitale.

Disons aussi à leur honneur que là où ils se distinguent surtout, c'est dans la vie active. On les rencontre dans les épidémies, dans les expéditions lointaines, dans les guerres. Sans eux, pas de chirurgie militaire ; ils en sont véritablement les fondateurs.

Charles le Téméraire avait au service de sa maison quatre chirurgiens barbiers, et vingt-deux au service de son armée, forte de vingt mille hommes. Le chirurgien, à longue robe, aimait peu cette vie d'aventure, et préférait à cette existence incertaine et pénible les bénéfices de sa clientèle.

Les chirurgiens jurés avaient, on le voit, quelques raisons pour voir d'un mauvais œil l'ingérence des barbiers dans la pratique de leur art. Ils en appelèrent à l'Université.

D'un autre côté, les médecins ne voyaient pas sans mécontentement les chirurgiens s'immiscer trop souvent dans la pratique de leur art.

Poursuivis par les chirurgiens, les barbiers se tournèrent vers la Faculté pour trouver un appui. Celle-ci fit droit à leur demande ; elle leur ferait un cours en français, « *verbis familiaribus* », et les barbiers jurèrent « estre vrays escholiers et disciples de la dicte Faculté... honneur et révérence porteront à icelle et continueront les leçons des maistres, lisans comme vrays escholiers »; mais ils s'engageaient à ne point administrer « médecine laxative ou altérative », à prêter serment devant la Faculté, à payer deux sous parisis pour l'inscription, deux écus d'or pour les leçons, messes, etc. Un contrat fut passé entre le doyen Jean Loysel, et du Mondoucet, lieutenant du premier barbier du roi.

En face de tels agissements, les chirurgiens s'émurent. Ils s'assemblèrent et portèrent leurs plaintes à la Faculté. Ce fut sous le décanat de maître Michel de Colonia que la Faculté fut convoquée à Saint-Yves qui était son rendez-vous ordinaire en de telles affaires, pour entendre les plaintes des chirurgiens.

« Les députés de la chirurgie furent introduits dans l'assemblée. Pour adoucir les reproches qu'ils devaient faire, ils débutèrent par quelques compliments ; ils demandèrent aux docteurs leur amitié et même leurs secours ; ils leur recommandèrent leurs privilèges, ils les prièrent d'être les défenseurs des chirurgiens contre les barbiers, ils rappelèrent l'ancienne union des deux corps, les promesses et les engagements mêmes de la Faculté. Après ce discours flatteur que l'intérêt et les circonstances dictaient, vinrent les reproches et les plaintes : « Ce qui nous touche le plus vivement, « dirent les chirurgiens, c'est la protection que vous accordez aux « barbiers ; vos docteurs deviennent leurs pédagogues secrets, ils « leur font des leçons, ils leur enseignent quelque partie de l'anato- « mie, ils avilissent la médecine, en donnant en langage vulgaire « des préceptes qui n'avaient été expliqués qu'en latin. »

Ce dernier argument était un coup droit à la Faculté qui, avec une persévérance regrettable, maintint si longtemps dans ses cours l'usage de la langue latine. Qui ne se souvient encore de cette épreuve écrite du cinquième examen qui, pendant la première moitié du siècle, dut être écrite en langue latine, dernier vestige du temps passé, par les candidats, et dans quelle langue latine !

Aussi en quel jargon pitoyable ce cours fut fait aux barbiers. Un docteur régent lisait le texte en latin, pour que la dignité de la Faculté fût respectée, et on traduisait ensuite aux barbiers le texte latin. Cet usage bizarre dura plus d'un demi-siècle, avant qu'on osât parler le français que tout le monde comprenait. « Ce fut alors, dit Raynaud, qu'au grand scandale des puristes, on vit s'introduire dans les écoles, ce latin bizarre mis à la portée des ignorants, véritable langage macaronique, parlé, chose surprenante, par d'excellents latinistes. »

C'était l'étude de l'anatomie, sollicitée par les barbiers, qui avaient motivé cet usage. Les chirurgiens protestèrent, disant que l'anatomie leur appartenait en propre. On crut tout arranger en décidant que, dans l'amphithéâtre de la Faculté, un docteur enseignerait l'anatomie sans toucher au cadavre, qu'un chirurgien serait chargé des dissections, que les barbiers assisteraient aux leçons et tâcheraient de comprendre (1498).

Les barbiers, jusque-là désignés sous le nom de *barbitonsores*, ou *barbirasores*, prirent le titre honorable de *tonsores chirurgici*, et leur profession fut appelée, sur les registres officiels, *chirurgia tonstrina* (1505).

Un nouveau contrat passé en 1577 resserra les liens établis. Si ce contrat ressemble assez à celui de 1505, il en diffère en ce que les docteurs renoncent à présider les examens des barbiers, et se réservent un simple droit d'assistance. En outre, les barbiers s'engagent à venir tous les ans, à la Saint-Luc, renouveler leur serment de fidélité ainsi conçu :

« Vous jurez d'obéir au doyen et à la Faculté dans toutes les choses justes et honnêtes, de rendre aux maîtres de la Faculté honneur et révérence, comme il est juste que des écoliers obéissent à leurs précepteurs; *item*, que chacun, de votre côté, vous agirez contre ceux qui pratiquent illicitement, que vous aiderez en cela la Faculté de toutes vos forces; *item*, que vous ne pratiquerez ni à Paris ni dans les faubourgs avec personne qui ne soit docteur ou licencié de la Faculté; *item*, que vous n'administrerez, ni à Paris ni dans les faubourgs, aucune médecine laxative, altérative ou confortative, et que vous ne prescrirez rien que ce qui concerne l'opération manuelle. »

Les barbiers firent alors de réels progrès dans leur art, et prirent officiellement le titre de maîtres barbiers chirurgiens de

Paris. Ils eurent même la prétention de soutenir des thèses en trois petits articles. A. Paré appartenait à cette corporation, et était depuis longtemps chirurgien du roi, c'est-à-dire maître barbier chirurgien, quand il se fit recevoir maître chirurgien juré.

De tels résultats devaient les enorgueillir, et peu à peu ils s'habituèrent à l'idée de ne dépendre de personne, de marcher seuls et de se passer d'une onéreuse protection. Pendant quelques années même, ils omirent de prêter le serment prescrit par la Faculté. Quelques-uns rêvaient d'une école indépendante, de se décerner à eux-mêmes les honneurs des Facultés, de porter le bonnet *birretum* et de secouer définitivement le joug des docteurs régents.

Mal leur en prit. Un arrêt du Parlement (1593) les rappela brutalement aux termes de l'édit de Charles V et aux anciens statuts qui ne reconnaissaient leur intervention que *pro furunculis, boschiis et apostumatibus.*

Malgré ces mesures restrictives, les barbiers échappent chaque jour davantage au joug de leurs anciens protecteurs, et ils obtinrent, en 1629, le droit de voir présider leurs réceptions par le premier barbier du roi ou par son lieutenant.

Quelques-uns, plus sages, avaient songé à opérer une fusion entre les deux corporations (barbiers et chirurgiens) pour constituer une seule école de chirurgie et une cinquième Faculté. Au mois d'août 1613, chirurgiens et barbiers adressent une demande au roi Louis XIII qui l'accueillit favorablement. L'affaire va devant le Parlement, et celui-ci, par un arrêt du 23 janvier 1614, prescrit la rupture de l'union entre les barbiers et les chirurgiens.

C'est alors que l'on vit les docteurs régents exaspérés de la conduite des barbiers ne pas craindre une honteuse mésalliance pour faire échec à ces derniers, en appelant à eux les compagnons étuvistes. « Je ne sais quel barbier en eut vent et le divulgua, ce fut un concert de réclamations et d'injures. » La Faculté comprit qu'elle se couvrirait de ridicule en avouant ses véritables intentions. Elle préféra dévorer son ressentiment et, pour effacer cette triste impression, un nouveau contrat fut passé entre le doyen Michel de Lavigne et Jean Ménard, maître chirurgien barbier, par lequel le contrat de 1577 fut confirmé (27 juin 1644). « Quel spectacle plein d'enseignements dans cette élévation progressive de toute une classe d'hommes, par l'intelligence et le travail, les meilleurs titres de ce monde, après tout, pour conférer des droits véritables ».

Il y avait un intérêt commun qui commandait l'union entre les barbiers et les chirurgiens qui, au fond, exerçaient la même profession. Ce contrat fut signé en 1655, et Quesnay ajoute : « Les lois les plus sévères étaient un frein inutile pour les barbiers ; leur nombre prodigieux engloutissait, ruinait, déshonorait la chirurgie. Il fallut enfin céder au torrent qui l'entraînait, et qui confondait des gens de lettres avec des artisans si indignes d'eux. Par un acte authentique, ces deux corps furent donc associés, les chirurgiens se chargèrent de la honte des barbiers, et les barbiers entrèrent dans les droits et les privilèges des chirurgiens. De deux corps si opposés, il ne s'en forma qu'un. Ils obtinrent, en 1656, des lettres patentes, autorisant cette union, qui mettait chirurgiens et barbiers sous la juridiction du premier barbier du roi.

Ils firent, entre temps, une nouvelle demande pour constituer une Faculté à part et conférer des grades. Le prévôt de Paris prit un arrêté qui leur conférait ces droits. Quelques-uns même reçurent la bénédiction du vice-chancelier qui les reconnaissait ainsi écoliers de l'Université, et les autorisait à soutenance de thèse avec cérémonie du bonnet.

Irritée d'une telle audace, la Faculté demanda l'annulation de l'arrêt, ou sinon l'extension aux deux compagnies des obligations acceptées autrefois par les barbiers. De plus, elle demandait qu'il fût fait défense aux chirurgiens de lire, de professer, de conférer les grades de bacheliers et de licenciés, de prendre le titre de collèges, enfin et surtout de porter la robe et le bonnet. Les docteurs régents assignèrent donc, le 19 août, chirurgiens et barbiers devant le Parlement, et, le 15 décembre 1659, les deux parties étaient en présence.

La correspondance de Guy Patin montre bien l'esprit qui présidait à un tel débat. Pour lui, il s'agit bien moins de plaider, que de châtier une fois pour toutes l'insolente audace « de ces laquais bottés, de ces estaffiers de Saint-Cosme, de ces chiens grondants, de cette superbe racaille ». En quels termes élégants ces choses-là sont dites ! En face de leur prétention de porter le bonnet *birretum*, il s'écrie : « Ne voilà-t-il pas une demande bien extravagante, bien ridicule ? Avez-vous vu jamais doctrine sans littérature ? Si on leur permettait de porter des robes et des bonnets pour leur prétendue doctrine en chirurgie, il faudrait en accorder autant aux apothicaires pour leur prétendue doctrine en pharmacie, et ceux-ci n'auraient-ils pas bonne grâce, quand il faudrait donner des lavements, ou faire l'onguent rosat ou diapalme, d'être ainsi équipés ? »

Le 7 février 1660, médecins, chirurgiens et barbiers étaient devant la cour. « Aux uns, dit Chenvot, plaidant pour la Faculté, la théorie, aux autres la pratique ; aux uns, l'empire, et aux autres la gloire de la seule obéissance, *nobis summum imperium Dii dedere, vobis obsequii gloria relicta est.* »

Mareschaux vint à la rescousse pour soutenir les prétentions de la Faculté et protesta « au nom de l'honneur des lettres, contre la profanation de son costume, commise par de vils artisans ». De Lenglet, recteur de l'Université, dans une harangue latine qui dura jusque fort avant dans la nuit, déclara que « si les chirurgiens pouvaient se prévaloir de quelques ordonnances royales, jamais ils n'avaient été reconnus par l'Université, et qu'à plus forte raison, ils ne le seraient pas maintenant qu'ils s'étaient souillés par une mésalliance ». Talon, procureur général du roi, termina ainsi son habile réquisitoire : « Ou il faut casser cette association, et ainsi rendre à la Faculté les barbiers-chirurgiens comme des esclaves fugitifs qui ont usurpé des masques et des ornements étrangers, pour tromper le public et déguiser les vestiges de leur servitude, ou les deux compagnies unies doivent demeurer soumises aux médecins suivant les contrats de 1577 et de 1644, et leur rendre les mêmes devoirs, ne composant qu'un même corps ».

Voici l'arrêt du Parlement :

« La Cour a mis et met l'appellation de ce dont a été appel à néant : sans s'arrêter à l'intervention des parties de Dunez, sur l'opposition, met les parties hors de cour et de procès, à la charge que les deux communautés des chirurgiens et barbiers unies demeureront soumises à la Faculté de médecine, suivant les contrats des années 1577 et 1644. Et faisant droit sur la requête des parties de Chenvot, ayant égard à l'intervention du recteur de l'Université, fait exhibitions et défenses aux dits chirurgiens-barbiers de prendre la qualité de bachelier, licencié, docteur et collège, mais seulement celle d'aspirant, maître et communauté, comme aussi leur fait défenses de faire aucune lecture et actes publics, et pourront seulement faire des exercices particuliers pour l'examen des aspirants, même des démonstrations anatomiques à portes ouvertes, suivant la sentence du prévôt de Paris du 7 novembre 1612, sans que pas un des dits chirurgiens-barbiers puissent porter la robe et le bonnet, que ceux qui ont été et qui seront reçus maîtres ès arts. Et néanmoins pourront ceux qui auront été reçus avec la robe et le bonnet jusqu'à ce jour, les porter pendant leur vie sans défense. — *Fait en parlement le septième jour de février 1660 : Signé du Tillet.* »

Enfin « saint Luc a été plus fort que saint Cosme, s'était écrié Guy Patin », mais saint Cosme devait avoir un jour son éclatante revanche.

La Faculté ne se tint pas de joie. On rapporte que, du même coup, six chirurgiens étaient tombés malades. Pour témoigner sa reconnaissance, elle délégua soixante-dix docteurs en grand costume pour rendre visite au premier président Lamoignon et au procureur général Talon. Par décret la Faculté s'engagea à donner à lui et à sa famille des soins gratuits à perpétuité. Le décret en latin fut écrit sur une grande feuille en vélin, revêtue du grand sceau de la Faculté et enfermé dans une boîte d'argent. Douze docteurs, le doyen en tête, le portèrent chez le procureur général ; on y joignit une magnifique édition des œuvres d'Hippocrate en cinq volumes in-folio.

Avant d'aller outre, rappelons une anecdote assez piquante. Au reste, après quelques remarques qui vont suivre nous en ajouterons quelques-unes qui jettent un jour plein sur ces odyssées écoulées.

L'affaire pour les barbiers se termina par une autre mésaventure. Les barbiers avaient quitté l'église du Saint-Sépulcre, lieu de leur confrérie. Pendant ce temps, les chapeliers l'occupèrent. Les barbiers réclamèrent leur droit de priorité ; il leur fut répondu : « qu'ils n'avaient besoin de sépulcre puisqu'ils étaient encore vivants ». A quoi un autre répondit : « Vous vous abusez, car ayant perdu leur cause, ils s'estiment comme morts et dignes du tombeau. »

L'arrêt ne fut pas ponctuellement exécuté, et les chirurgiens laissèrent subsister le mot de *Collegium* à la porte de leur communauté. Le doyen de Mauvillain, assisté de maître Masson, huissier royal, fit effacer ce mot (12 novembre 1667) que l'on considérait comme une insulte à la Faculté. Le lendemain les chirurgiens le rétablissent. Le 14 novembre, de Mauvillain y retourne avec le même huissier, deux témoins et un ouvrier et fait de nouveau enlever le mot *Collegium*.

C'était jusqu'alors le premier barbier du roi qui avait sous sa juridiction le collège de Saint-Cosme. Louis XIV, par arrêt de son conseil (6 août 1668), transféra à son premier chirurgien Félix ladite charge, avec tous droits y attenant. Elle était alors occupée par Jean de Reuty, titulaire. Il fut déclaré chef et garde des chartes et privilèges de la chirurgie et barberie du royaume. Le chirurgien Félix présenta au roi des statuts qui, avec quelques modifications, restèrent en vigueur jusqu'en 1743, où ils furent amendés à nouveau et réduits à 83 articles.

Enfin un nouveau décret royal régla les rapports des médecins et des chirurgiens, car des barbiers, il n'en est plus question. Un édit du 23 avril 1743 avait remis les chirurgiens de Saint-Cosme au même état où ils étaient avant leur jonction avec les barbiers. Ces derniers ne se relevèrent pas.

Par ce décret, il est dit que « les docteurs en médecine continueront à assister à l'examen des aspirants à la maîtrise en chirurgie ; que, dans les cas des grandes opérations, les médecins donneront leur avis les premiers ; que le corps des chirurgiens enverra chaque année, au doyen de la Faculté, le catalogue de ses membres, pour tenir lieu de l'hommage et du serment qu'ils prêtaient autrefois aux médecins. A partir du 19 juin 1770, le premier chirurgien du roi dut prêter serment entre les mains du premier médecin. »

« L'infériorité dans laquelle les médecins voulaient tenir les chirurgiens se révélait toutes les fois que les deux corporations étaient en contact. Ainsi, quand on devait saigner le roi, c'était le premier médecin qui ordonnait la saignée et tenait le flambeau, le premier chirurgien faisait l'opération, et le premier apothicaire tenait la poëlette. Quand le souverain mourait, l'autopsie était pratiquée avec un grand cérémonial, en présence des hauts dignitaires de la couronne, du doyen de la Faculté et d'un de ses collègues, de deux chirurgiens jurés du premier médecin du roi, du premier chirurgien, assisté des médecins et des chirurgiens ordinaires. Tout étant préparé pour l'opération, le premier médecin donnait l'ordre de commencer et c'était le premier chirurgien qui tenait le scalpel et pratiquait l'autopsie. A la mort de Louis XIV, un carrosse de la cour fut envoyé à la porte de la Faculté de médecine pour y prendre le doyen J.-B. Doye et son collègue Guérin; les deux chirurgiens jurés durent attendre pour prendre place auprès d'eux. L'opération terminée, un repas fut offert à Versailles au doyen et à son collègue; quant aux deux chirurgiens, on ne s'occupa point d'eux et, disent les commentaires, ils allèrent se restaurer dans quelque auberge voisine, *in aliquam propinam ad sese reficiendum recepere.*

Cette sorte de hiérarchie dans le travail se retrouve dans une autre circonstance. La pratique des accouchements était autrefois presque abandonnée aux sages-femmes. Hecquet, ancien doyen de la Faculté de médecine, avait même fait paraître une brochure sur « l'indécence aux hommes d'accoucher les femmes ». Dans les cas difficiles, elles étaient pourtant obligées de demander assistance. Lorsqu'un médecin était appelé, c'était la sage-femme qui pratiquait le toucher. Elle en rendait compte à ce dernier qui faisait exécuter par un chirurgien les opérations nécessaires. C'était donc ici le chirurgien qui avait le rôle utile, et qui se retirait ayant conscience d'avoir, seul, en définitive, rendu un réel service. Il est aisé de comprendre combien l'amour-propre des chirurgiens devait souffrir de cette sorte d'ostracisme qui pesait sur eux, alors que leur savoir et leurs soins étaient d'un si nécessaire concours. Les doléances de Quesnay sur l'apparente infériorité dans laquelle on semblait vouloir les tenir n'étaient pas, on le voit, toujours sans fondement justifié.

Les médecins, en 1714, avaient établi dans leurs écoles des professeurs de chirurgie ; mais « ces professeurs sans écoliers et sans lumière, se sont lassés d'être enfermés dans des écoles désertes. La honte, l'intérêt, l'ambition, les ont forcés d'en sortir. Voici l'occasion qu'ils saisirent pour chercher des écoliers qui les fuyaient et les méprisaient ». (Quesnay.)

L'école de chirurgie avait alors des professeurs « formés par une longue expérience » et dont le talent attirait les élèves. « La Faculté se plaignit de ce qu'à des hommes instruits par l'exercice de l'art, on n'avait pas préféré des docteurs instruits par des livres. Elle prétendit donc associer ces docteurs à nos professeurs.

« Dans ce dessein ils résolurent sérieusement d'assiéger les écoles de Saint-Cosme ; tous les docteurs furent donc assemblés. Pour en mieux imposer au public, ils se revêtirent de tous les ornements scolastiques ; les rangs furent marqués selon le courage, selon les charges et selon les exploits qui avaient distingué les docteurs dans leurs querelles avec les chirurgiens. Le doyen, qui avait vieilli dans ces disputes, marcha à la tête précédé d'un bedeau et d'un huissier. Ils arrivèrent à Saint-Cosme malgré la rigueur du froid le plus vif ; leurs robes rouges étaient blanchies par la neige et par les frimats ; à peine reconnaissait-on des docteurs sous ce déguisement. Mais dans cet appareil ils avaient un air martial qui semblait leur assurer la victoire. On aurait cru, au premier aspect, que la ville était menacée de quelque malheur, et que toute l'Université était en procession pour le détourner. Dans cette idée, la populace en prières suivit les médecins, qui s'animaient les uns les autres par des sermons et par des cris. Aux approches de Saint-Cosme, les docteurs se dégagèrent avec peine de la foule, le grand nombre se rangea en haie le long du mur ; mais le doyen plus courageux se présenta à la porte ; le seul anatomiste qu'eût la Faculté, se plaça à côté du chef, un squelette à la main. On heurte, on appelle, on menace d'enfoncer les portes ;

mais nos élèves renfermés ne répondaient que par des huées. Dans
ce tumulte, un huissier élève la voix : « Voici, dit-il aux chirur-
« giens, *vos seigneurs et maistres de la Faculté*, ils viennent
« s'emparer de l'amphithéâtre que vous n'avez pu bâtir que pour
« eux; ils vous portent tout le sçavoir qui est renfermé dans leurs
« livres. » Mais la populace qui jusqu'à ce moment avait respecté
ces formalités, comme un appareil de religion, poussa des cris et
des huées, insulta les docteurs et les chassa sans respect pour
leurs fourrures. » (Quesnay, *Recherches sur l'histoire de l'origine
de la chirurgie*, p. 467 et suivantes, édit. 1849.)

On laissait bien quelque peu de sa dignité en pareille chevau-
chée, mais ce fut pis en 1756. Dans une assemblée générale de
l'Université, les chirurgiens formulent la demande expresse de
faire partie de la Faculté de médecine. Cette requête provoqua
un tumulte épouvantable. Les bacheliers en médecine et ceux de
la Faculté des arts se ruèrent sur l'assistance à coups de poing.
Le recteur hésita. La Faculté de droit s'esquiva promptement, la
Faculté de théologie céda à la force, et les médecins, restés maîtres
du champ de bataille, dictèrent leurs conclusions au secrétaire de
l'Université. De tels faits, s'ils n'étaient écrits, ne pourraient être
crus.

C'était presque une fête dans les écoles lorsqu'une exécution avait
lieu. On s'y préparait à l'avance, et c'était à qui en profiterait.
Lorsqu'une exécution devait avoir lieu, des écoliers en chirurgie,
des apprentis barbiers se réunissaient sur la place de Grève, où il
ne leur était pas difficile de recruter des gens de la plus infime
populace, des bateliers, des crocheteurs, armés d'épées et de bâtons.
Le supplice terminé, on se précipitait sur le cadavre encore chaud,
on l'emportait de force dans la boutique d'un chirurgien, et l'on
se barricadait contre la maréchaussée. Si le doyen de la Faculté
de médecine, auquel de nombreux arrêts avaient réservé le droit
de faire enlever le cadavre des criminels, en était instruit, il envoyait
un huissier réclamer le cadavre ainsi dérobé. Il était invariable-
ment mis à la porte; alors on plaidait.

Si l'apologiste du collége de Saint-Cosme n'a pas toujours su
préserver son jugement de toute erreur d'appréciation, il a défendu

parfois avec bonheur ces hommes distingués qui ont souvent été l'honneur de leur époque. « Notre art, dit-il, est né de l'expérience ; or, cette expérience qui, seule, peut le conduire à la perfection, ne peut être que le fruit des faits rassemblés, faits enfouis et dispersés, qui souvent n'ont été utiles qu'aux mains qui les ont fait éclore. Pour qu'ils eussent porté des lumières dans notre art, il eût fallu les rapprocher de beaucoup d'autres qui les auraient éclairés. Mais n'ayant pu être réunis et comparés, ils n'ont produit que des lumières imparfaites. »

Nous avons vu le collège de Saint-Cosme se fonder sous l'initiative de Jean Pitard, avoir pour maître illustre de Mondeville, plus tard A. Paré, et d'autres après eux. Aussi c'est avec une grande justesse que Corlieu a pu dire : « Pendant que la vieille Faculté de médecine, imbue de ses privilèges, s'éternisait dans son immobilité, la corporation des chirurgiens marchait à grands pas vers l'avenir. Peu de noms de médecins sont venus jusqu'à nous comme savants ; beaucoup de chirurgiens nous sont connus. Tandis que la Faculté croyait avoir fait un pas immense en avant, demandant qu'il fût ajouté deux ou trois professeurs à son enseignement composé de six docteurs régents, le collège des chirurgiens avait des cours nombreux, mieux distribués, des professeurs qui se nommaient Louis, Brasdor, Sabatier, Süe, Tenon, Lassus, etc. Le collège de chirurgie comptait quinze professeurs. »

Il fallait grouper ces hommes qui faisaient ainsi progresser la science pour que du choc de leurs opinions jaillisse plus de lumière. C'est dans cette pensée que M. de la Peyronie représenta à M. Maréchal la nécessité d'établir une Académie qui recueillît les travaux de tous les chirurgiens français et qui conservât ainsi à la postérité les connaissances répandues par tant d'hommes éclairés. Elle tint sa première séance le 18 décembre 1731, sous la présidence du premier président Mareschal. L'Académie royale de chirurgie fut confirmée par lettres patentes du 2 juillet, enregistrées au Parlement le 22 juillet 1748.

Si Saint-Luc avait été plus fort que Saint-Cosme, comme l'écrivait Guy Patin à son ami Charles Spon, le 25 février 1660, Saint-Cosme avait pris sa revanche et écrasait de tout son poids « la vieille Faculté, son éternelle rivale ».

Enfin la corporation des chirurgiens jurés allait abandonner aux écoles gratuites de dessin son installation du voisinage de Saint-Cosme, et faisait bâtir, sur les plans de l'architecte Gondoin, l'Académie de chirurgie qui est aujourd'hui la Faculté de médecine.

Le 18 mars 1751, le roi donna un règlement établissant l'ordre des séances, les fonctions et les exercices de l'Académie qui fut divisée en quatre classes, sous la présidence du premier chirurgien du roi.

Louis XV, accompagné de ses grands officiers, vint, le 14 décembre, poser la première pierre. Le premier chirurgien de la Martinière présenta au roi la corporation des chirurgiens, et fit savoir que Louis XV avait l'intention d'établir dans les bâtiments six lits pour les maladies extraordinaires, dont il serait le fondateur. Le monument fut terminé sous le règne de Louis XVI.

Rejetés du sein de l'Université, dès l'origine, nous avons vu les chirurgiens se grouper tout d'abord sous la confrérie de Saint-Cosme et de Saint-Damien, pour prendre un peu plus tard le titre de collège de Saint-Cosme, ou collège des maîtres chirurgiens jurés de Paris, ou encore collège de Saint-Louis.

Au fronton d'une maison qui a fait place à l'école actuelle de dessin, sise rue de l'École-de-Médecine (ou rue des Cordeliers), on pouvait lire l'inscription suivante en lettres d'or sur une plaque de marbre noir :

COLLEGIUM

MM. DD. CHIRURGORUM PARISIIS JURATORIUM A SANCTO LUDOVICO ANNO 1226. INSTITUTUM, GRADATIUM A PHILIPPIS, LUDOVICIS, CAROLIS, JOANNE, FRANCISCIS ET ERRICIS REGIBUS CHRISTIANISSIMIS CONSERVATUM, MODO SUB AUSPICIIS CHRISTIANISSIMII JUSTI PIIQUE LODOICI XIII. OB EJUS NATALIS MEMORIAM INSTAURATUM, ANNO SALUTIS 1615.

C'est ce mot *Collegium*, que durent, nous l'avons vu, effacer les chirurgiens après le procès de 1660.

Pour compléter ce travail, nous avons à dire quelques mots de l'organisation de ce collège de Saint-Cosme.

Le collège de Saint-Cosme, ou communauté de Saint-Cosme, suivant l'arrêt de 1660, avait son siège sur l'emplacement occupé aujourd'hui par l'École pratique de la Faculté de médecine. Là, se tenaient ses assemblées générales. Elles se composaient : du premier chirurgien du roi, de son lieutenant, de quatre prévôts, d'un receveur, d'un greffier, et de l'ensemble des maîtres. Les charges, à l'exception des deux premières, étaient électives. Les prévôts étaient nommés pour deux ans, en mars, et renouvelés par moitié. A eux était confié le soin de faire observer les statuts et de poursuivre l'exercice illégal de la chirurgie, et de pourvoir au service divin : messe solennelle le jour de la fête de Saint-Cosme (27 septembre) ; le lendemain, service pour le repos de l'âme des confrères trépassés, et messe mensuelle le premier lundi de chaque mois, après laquelle une consultation gratuite était donnée aux indigents. Les assemblées générales se faisaient sur la convocation du premier chirurgien ou de son lieutenant. Des amendes punissaient les absents.

Les infractions au respect de la hiérarchie étaient passibles de peines disciplinaires, et même de l'exclusion, pour les cas graves. Des règlements divers avaient pour but de maintenir entre les maîtres des rapports de bonne confraternité. Ainsi, sauf le cas d'un péril évident, il était défendu, sous peine de 500 livres d'amende, de lever un appareil placé par un autre chirurgien, autrement qu'en sa présence. Lorsqu'un bachelier offensait son maître, il devait payer vingt sous d'amende et un cierge, et demander pardon à l'offensé devant toute la confrérie ; en cas de refus, on pouvait lui refuser le degré de la licence. Les offenses d'un licencié envers un licencié ou un maître, ou d'un maître envers un maître ou un licencié n'étaient passibles que d'une amende.

Nous voyons encore ces règlements très sages : un maître ne doit pas enlever d'apprenti à un autre, tout maître doit porter honneur à son devancier. Si quelque malade vient à remplacer l'un des membres de la confrérie par un autre, celui-ci est tenu de veiller à ce que son confrère soit bien et convenablement payé. Si un maître tombe dans l'indigence, tous ses confrères doivent l'aider, chacun en proportion de ses moyens. Si l'un d'eux venait à mourir, toute la confrérie, maîtres et bacheliers, assistait aux obsèques et à la messe de *Requiem*.

Le collège de Saint-Cosme, voulant créer dans son sein une

sorte d'aristocratie de corps en opposition avec la nombreuse et envahissante corporation de la barberie, avait, en 1396, pris l'arrêt suivant : « Désormais tout apprentiz sera clerc grammairien, pour faire et parler bon latin ; il sera de plus beau et bien formez, nul maître ne le recevra qu'il n'ait du dernier maistre bonnes lettres de quittance, et le baccalauréat, sans exercice préalable, coûtera deux escus d'or. »

L'enseignement officiel se donnait dans l'amphithéâtre de la Faculté de médecine, celui de Saint-Cosme ne devait consister qu'en des conférences ou des démonstrations pratiques. Les règlements ne laissaient aux chirurgiens le droit de faire d'une façon complète que le cours d'opération. L'enseignement du collège de Saint-Cosme ne fut, heureusement pour la science, qu'une longue et opiniâtre protestation contre ce système de prohibitions vexatoires.

Pour commencer l'instruction d'un *apprentiz* chirurgien, il fallait qu'un maître eût quatre années de réception. L'élève suivait ce dernier partout, à l'hôpital, en ville, etc. Quand le maître le jugeait digne, il se présentait à la licence. Il donnait à cet effet, « au clerc, commis de la communauté, 2 francs en argent, ou « sa robe pourvu qu'elle représentât cette valeur ; il payait « 12 écus d'or avant de prêter serment entre les mains du prévôt, « et quand il allait recevoir, dans le chapitre de l'Hôtel-Dieu, le « bonnet magistal, il fallait qu'il fît présent à chaque maître, d'un « bon bonnet doublé teint en écarlate, ou d'une somme de 15 sols, « et d'une paire de gants, doublés violet avec bordures et houppes « de soie. Les bacheliers, ses anciens collègues, devaient recevoir « également des gants, et après la cérémonie, un dîner se faisait « à ses frais. Les réunions publiques de la confrérie avaient lieu « dans l'église de Saint-Jacques-la-Boucherie. Le domicile des « confrères était signalé par de grandes bannières appendues aux « fenêtres, bannières représentant saint Cosme et saint Damien, « et au-dessous desquelles figuraient trois boîtes. »

Aussi est-ce avec une ironie justifiée que Quesnay a pu dire « que nos chirurgiens ne s'occupaient pas, comme à la Faculté de médecine, à décrire galamment la chaussure des femmes qui vont à la chasse, à peindre les feux de l'amour ni le danger qu'il y a à les éteindre par la raison, où à étaler dans une peinture lubrique les marques de la virginité, mais qu'ils savaient se renfermer dans les questions qui intéressaient leur art basé sur l'expérience ».

Pour être reçus maîtres, les aspirants devaient faire le grand chef-d'œuvre. Pour s'y présenter, il fallait avoir deux ans d'apprentissage, et en outre, avoir travaillé trois ans sous un maître, ou un an à l'Hôtel-Dieu.

Il y avait dans les hôpitaux et notamment à l'Hôtel-Dieu des places de garçons chirurgiens ou de premiers compagnons nommés pour six ans, et destinés à servir les pauvres, sous les ordres du chirurgien traitant. Ces places avaient quelque rapport avec les fonctions de l'internat actuel. Ces compagnons nommés au concours obtenaient une réduction considérable de frais d'examen, et la dispense d'une partie des épreuves imposées aux aspirants à la maîtrise. A. Paré avait été compagnon à l'Hôtel-Dieu, et en a consigné le souvenir dans ses œuvres.

Après une requête et un léger interrogatoire, sous le nom de *tentative*, le candidat était inscrit pour le premier examen. Chaque examen ne pouvait durer moins de deux heures. L'examen était fait devant tous les maîtres, par quatre d'entre eux tirés au sort, par le premier chirurgien ou son lieutenant, par les prévôts et le doyen d'âge. Si le candidat était reconnu capable, on le renvoyait à deux ans pour *l'entrée en semaine*.

On donnait ce nom à une série d'épreuves qui duraient quatre semaines : chaque semaine, deux fois, le candidat subissait une nouvelle épreuve.

Première semaine. — Ostéologie, maladie des os, fractures, etc.

Deuxième semaine. — Anatomie chirurgicale des régions, opérations, etc.

Troisième semaine. — Théorie et pratique de la saignée, ligatures, etc.

Quatrième semaine. — Interrogation et examen pratique sur les médicaments.

Venait ensuite *l'examen de rigueur* qui portait sur toutes les parties de la chirurgie. La soutenance des thèses avait été interdite par arrêt du Parlement. On allait une dernière fois aux voix en assemblée générale, et le candidat reçu était proclamé maître. Il prêtait ensuite serment entre les mains du premier chirurgien, et on lui remettait une expédition de ses lettres de maîtrise.

Les garçons chirurgiens qui avaient six ans de service dans un hôpital subissaient seulement un examen de trois heures, appelé *légère expérience*, celui-là que subissait les chirurgiens reçus en province et qui désiraient venir exercer à Paris. Ainsi ils étaient *agrégés*.

Outre les frais d'examen que nous mentionnerons plus bas, le récipiendaire devait offrir : au premier chirurgien, huit jetons d'argent et deux paires de gants, l'une garnie et l'autre simple ; à son lieutenant, pareille quantité de jetons d'argent, et deux paires de gants ; au greffier, quatre jetons d'argent et une paire de gants.

Voici le compte approximatif des frais d'examen :

Inspection du brevet d'apprentissage.......	10 livres.
Total des droits d'examen pour le premier chirurgien ou son lieutenant.............	60 —
Idem pour le greffier.....................	30 —
Aux quatre prévôts et au receveur, pour l'immatricule, chacun 3 livres, ci.............	15 —
Aux mêmes pour la communication de la requête.................................	15 —
Aux mêmes pour les examens, chacun 26 livres, ci................................	130 —
Droits d'examen des maîtres chargés des interrogations.........................	36 —
Total......	296 livres.

On voit combien ses droits étaient peu élevés, et combien ils différaient de ceux de la Faculté de médecine.

Nous ne pouvons nous empêcher de protester contre ce jugement de Malgaigne : « Laissons de côté, dit-il, ces traditions intéressées sur le fantastique collège de Saint-Louis, et envisageons bien cette triste et misérable confrérie dans tout son égoïsme. » Nous avons déjà montré par l'activité et le zèle des membres du collège de Saint-Cosme la partialité de ce jugement. Ce corps des chirurgiens, si méprisé par Malgaigne, sut triompher des difficultés sans nombre suscitées par la Faculté de médecine et la corporation remuante et intrigante des barbiers. Si ses débuts furent modestes et difficiles, elle sut acquérir, grâce à ses efforts persévérants, une noble revanche, comme nous l'avons précédemment établi. Le collège de chirurgie comptait quinze professeurs, non sujets aux changements annuels ou bisannuels, comme à la Faculté de médecine, et il y avait matin et soir des cours de physiologie, de thérapeutique, d'anatomie, d'opérations, d'accouchements, de maladies d'yeux et enfin de chimie chirurgicale, dont Peyrille fut le premier titulaire en 1779. Si le collège de Saint-Cosme connut les difficultés, les épreuves, il sut en triompher noblement, et de tels et persévérants efforts ne peuvent être que hautement loués et honorés.

Outre la Faculté de médecine, dont nous venons d'esquisser l'histoire, il y avait encore d'autres centres universitaires où était délivré le diplôme de docteur : la Faculté de Montpellier et les Facultés de médecine des petites universités provinciales, ainsi que celle de Caen, dont nous avons parlé. Mais le diplôme acquis ne donnait droit qu'à pratiquer aux sièges mêmes de ces Facultés, ou dans les campagnes environnantes. Nous avons vu que le collège des médecins de Rouen exigeait, avant la libre pratique dans leur ville, des examens assez sérieux (V. Avenel, *Les médecins normands*, Seine-Inférieure) malgré la présentation du diplôme.

Je n'ai pas à faire le récit de la lutte ou des rivalités de la Faculté de Paris avec celle de Montpellier, ni à dire les us et coutumes de cette dernière qui, au reste, en certains points, se rapprochaient beaucoup de ceux de Paris ; mais peut-être un peu froissés de cette supériorité que s'accordaient les docteurs de Paris ou de Montpellier, les médecins provinciaux voulurent faire un corps à part, avec une nouvelle faculté rivale, reconnaissant pour président le premier médecin du roi Daquin, avec syndic et trésorier, etc.

Ils firent imprimer la liste de leurs collègues, et obtinrent, le 11 avril 1673, des lettres patentes qui les instituaient en *Chambre royale*, leur permettant de s'agréger des docteurs reçus dans les petites Facultés provinciales. La Faculté protesta, et le 17 juin une déclaration royale les annula ; mais bien que dissoute, la Chambre royale ne cessait point d'exister, malgré les rigueurs de la Faculté qui traitait sans pitié ceux de ses membres qui acceptaient des consultations avec des médecins étrangers. Akakia, convaincu d'avoir consulté avec un de ces derniers, fut rayé, et en mourut, dit-on, de chagrin. Le 2 novembre 1693, Daquin fut remplacé par Fagon dans la charge de premier médecin du roi ; ce fut l'arrêt de mort de la Chambre royale. Le 29 juin, le Conseil d'État rendait un arrêt ordonnant l'enregistrement de la suppression de la Chambre royale.

La joie de la Faculté fut immense, et pour prouver qu'elle n'avait eu ici qu'un but, la sauvegarde des statuts, elle admit à une nouvelle licence qu'elle appela *Jubilé* tous les médecins provinciaux qui consentirent à entrer dans la compagnie. Le 16 octobre 1694, onze médecins provinciaux furent admis au baccalauréat et au *principium*. Pour manifester sa reconnaissance à Fagon, elle décida que son portrait de grandeur naturelle serait peint par H. Rigaud, et placé dans la salle de l'assemblée ; le 22 novembre 1695, d'autres membres de la Chambre royale se présentèrent à la licence. Fagon partagea la joie générale et donna à cette occasion un repas splendide à toute la compagnie dans sa résidence du jardin du roi. Le 13 septembre 1696, parut l'arrêt définitif du Conseil d'État ordonnant l'enregistrement de la suppression de la Chambre royale. Cette fois, elle était bien morte pour ne plus se relever.

La diffusion des connaissances, le souci plus grand de la santé qui marchait de pair avec la civilisation, des questions de toutes sortes du domaine privé ou public, relevant de la médecine, avaient eu ce résultat que chaque jour la Faculté était de plus en plus consultée. C'est la peste qui se déclare à Rouen, c'est la question de savoir si les écrouelles sont contagieuses, ou dans quelles conditions doivent s'établir les fontaines publiques ; c'est la grosse question de la transfusion du sang pour rajeunir les vieillards en injectant dans leurs veines un sang jeune, c'est la question de résoudre des maladies épidémiques ou sporadiques, c'est la question de savoir si l'inoculation est utile pour prévenir la variole, etc., etc. ; à toutes ces questions et à bien d'autres qui surgissaient chaque jour, la Faculté devait répondre. De Lassone, consulté par

Malesherbes et Turgot sur ce que l'isolement des médecins, leur ignorance des documents divers sur les maladies épidémiques ou épizootiques ne pouvaient que favoriser l'extension de ces maladies, provoqua un arrêt du Conseil, en date du 29 avril 1776, nommant une commission de huit médecins qui devaient se tenir en correspondance avec les médecins de province.

Une première réunion privée avait eu lieu le 13 août, mais l'arrêt en fut rendu public le 1er septembre. La commission prit le titre de Société de correspondance royale de médecine.

La Faculté s'en émut ; le 8 octobre 1776, elle désigna quatre de ses membres pour s'entendre avec Lassone et ses collègues. Le doyen proposa d'établir deux fois l'an une communication réciproque des travaux et des documents de la Faculté et de la commission. On écouta la proposition sans rien promettre. Bien plus, la *Société royale de médecine*, ainsi se désignait la commission, allait de l'avant. Elle proposa des prix, s'adjoignant douze collègues, des associés, des adjoints, bref, prenait la forme académique.

Le 24 janvier 1778, le doyen se plaint de nouveau à Lassone qu'on alla trouver à Versailles. Il retint ses confrères à dîner, les assura de son désir de calmer les inquiétudes de la Faculté, et demanda à ses collègues l'envoi d'un mémoire où ils exposeraient leurs griefs. La Faculté envoya son mémoire et attendit. Dix-huit lettres furent échangées, et de Lassone finit par se plaindre des « discours peu mesurés, peu honnêtes, même indécens » de la Faculté contre la Société royale et déclara que « désormais il ne lui convenait plus de traiter ni de conférer avec des personnes d'un tel esprit de parti ».

La Faculté fut indignée d'une telle réponse, mais que pouvait-elle contre la volonté du roi qui voulait cette nouvelle Société. Elle voulut s'adresser à celui-ci. Le garde des sceaux informa le doyen que « le souverain connaissant les projets de la Faculté avait fait défense de rien imprimer de cette affaire ». Elle voulut aller plus loin. En présence d'une séance publique de la Société royale de médecine qui devait se tenir au collège royal de France le 30 juin 1778, elle décréta à l'unanimité que « ceux de ses membres qui feront œuvre commune avec la Société royale seront privés des droits, privilèges et honneurs académiques, si, dans sept jours, fidèles enfin à leurs serments, ils ne se rendent à la voix de la Faculté et ne renoncent à une commission qui, faussement et injustement, se qualifie de Société royale de médecine ».

Au fond, la Faculté de médecine de Paris voulait avoir le monopole absolu de l'enseignement et de tout ce qui pouvait se rattacher à l'art médical, et disait au roi : « Ordonnez qu'il n'y ait plus, comme il n'y a jamais eu, qu'un corps de médecine enseignant dans votre capitale ; et ce corps, jouissant de son institution, redoublera de zèle, et méritera de plus en plus la protection et les bontés de son roi. »

De Lassone mit ce décret sous les yeux du ministre, et le 26 juin, le Conseil d'État l'annulait par un arrêt longuement motivé.

« Le Roi, ayant par arrêt rendu en son conseil, le 29 août 1776, établi une société de correspondance de médecine, etc.....

« Ordonne que le présent arrêt sera signifié, de son ordre exprès, au doyen de la Faculté et qu'en sa *présence* l'huissier qui fera la dite signification, rayera et biffera du registre des délibérations le dit décret du 22 du présent mois, de laquelle radiation le dit huissier dressera procès-verbal.....

« Fait au Conseil d'État du roi, Sa Majesté y étant, tenu à Versailles, le vingt-six juin mil sept cent soixante-dix-huit. »

Le 1er septembre 1778, la Société royale de médecine eut la satisfaction de voir les *Lettres patentes du roi portant établissement d'une société royale de médecine* enregistrées au Parlement, et affichées dans les rues et carrefours de la ville. Le 18, avis en fut donné au doyen, qui convoqua la Faculté pour le 22. Il fit lecture de ces *lettres* « au milieu du plus profond silence et de la consternation générale ». La Faculté devait baisser la tête et laisser sa nouvelle rivale accomplir son œuvre. Vicq d'Azyr, né à Valognes, en fut le secrétaire général et, de 1776 à 1789, elle publia dix gros volumes.

La Convention donna satisfaction aux rancunes de la Faculté en supprimant la Société royale de médecine, ainsi que toutes les sociétés existantes et les corporations, et la Faculté de médecine avec elles. La Convention visait beaucoup plus haut que les abus et les réformes qui, au fond, étaient bien le dernier de ses soucis. C'était pour elle un prétexte, mais elle en voulait à l'esprit conservateur qui les animait. C'était là le but qu'elle voulait atteindre.

« Le grand mouvement social de 1789 était légitime dans son principe, et aussi nécessaire qu'infaillible dans les circonstances où se trouvait la France, et il faudrait plaindre ceux qui n'en conviendraient pas ; mais il ne faut pas craindre de condamner la déviation funeste dans laquelle les principes sociaux furent précipités par l'orgueil ou l'ambition de quelques hommes qui s'arrogèrent audacieusement des droits qu'on n'avait jamais eu la moindre volonté ni la moindre pensée de leur conférer ».) Des Alleurs, discours d'ouverture à l'Académie de Rouen, 9 août 1842.)

C'est de cette déviation funeste, on ne saurait trop le répéter, dont nous souffrons depuis un siècle, et qui est la cause de ces perturbations, de ces agitations et inquiétudes sociales dont nous sommes les témoins attristés, et qui laissent l'avenir plein de périls, tant qu'on n'aura pas voulu le reconnaître. Quand l'erreur sera-t-elle avouée ? Que béni sera ce jour et comme il méritera d'être acclamé par les peuples. Ce sera le flambeau de la liberté qui viendra éclairer son aurore. Quel est le Français qui le présentera aux hommes du XXᵉ siècle ?

Deux liens puissants, nous l'avons vu, unissaient, maintenaient autrefois nos confrères : la religion dont nul ne peut contester la bienfaisante influence, des règlements dus à leur initiative, dont ils étaient seuls les maîtres, et les peines disciplinaires, depuis la simple amende jusqu'à l'exclusion. Guidés par l'une et maintenus par leurs institutions, ils virent, malgré des dissentiments qui n'avaient pour cause que de regrettables malentendus, leur société vivre honorée, forte et prospère, près de six siècles.

Aujourd'hui ces liens sont brisés. Si la religion n'est plus lettre morte pour quelques-uns, et, combien rares, car sur vingt mille docteurs exerçant en France, y en a-t-il un dixième qui ait gardé, avec la foi, les pratiques chrétiennes ; ce n'est plus, en tout cas, un lien. Les convictions spiritualistes sont même singulièrement ébranlées ; et on ne peut plus dire des matérialistes, des positivistes ou des athées, *rari nantes*, car ils sont légion. Pour ceux-ci, la religion n'est pas une entité, toujours actuelle, essentiellement vraie parce qu'elle prend sa source en Dieu toujours présent, toujours actuel, seul souverain et juge, mais un fait d'histoire qui peut attacher comme les guerres de César, subit comme tout le reste l'évolution des peuples et des races, et qui, finalement, n'est qu'affaire de préjuges, de mœurs ou d'habitude. Il est une école qui s'attarde à de pareils sophismes. Je plaindrais une société qui aurait pour chef de l'État et pour ministres les professeurs de l'école d'anthropologie.

De cet état d'âme de la génération médicale actuelle, on se félicitera, et l'on dira que c'est un bien, un acquit, un progrès, que c'est l'évolution naturelle d'une civilisation plus avancée. Je laisserai à ceux-là la responsabilité et le bénéfice d'une telle réponse ; quant à moi, j'affirme que c'est un mal et un danger.

Un mal, parce que s'il est un homme influent entre tous, partout où il se trouve du berceau à la tombe, c'est assurément le médecin. Si, par son attitude ou son hostilité, il contribue à saper dans la société la foi religieuse, il fait un acte mauvais ; car, il n'y a pas de société possible sans religion, c'est-à-dire sans affirmation des droits de Dieu.

Un danger, car, dans une profession aussi délicate que la nôtre, où l'esprit, le cœur et les sens ont sans cesse à se surveiller, le médecin, dont la conscience n'a pour guide que le respect des intérêts humains, se trouvera toujours en état d'infériorité marquée sur celui qui se laisse guider par ses croyances et par la crainte des jugements de Dieu.

Ce n'est pas le lieu de poursuivre ce débat, mais nous livrons aux méditations de nos lecteurs ce qui suit : « Le principe catholique avait produit une philosophie, la philosophie de saint Thomas, connue sous le nom de scholastique. On vit se dresser, en face de lui, un nouvel esprit, l'esprit d'examen, l'esprit protestant, cette passion du doute et de la recherche, qui éteignait la foi pour tout traduire au tribunal suprême de la raison. Salut à Érasme, à Melanchthon, à Luther, à Calvin, pour les services qu'ils ont rendus à la cause de la pensée ; mais salut avec des réserves : car, auprès des services, il faut compter le mal qu'ils ont provoqué et qu'ils ont semé d'une main trop généreuse. En effet, tout frapper de doute, tout condamner au soupçon, *accorder à la raison personnelle une souveraineté que, certainement, elle ne mérite pas, c'est substituer le désordre à l'ordre,* faire des ruines sur un sol où s'élevait un édifice encore majestueux, quoique vieilli par les années. » (*Union médicale*, 1848, n° 31, Dr Dominique.) N'est-ce pas le cas de répéter le *nunc erudimini ?*

Je voudrais encore faire une remarque qui montre combien ces néfastes et désolantes doctrines ont fait de progrès dans les savants modernes. On ne peut en donner, ce me semble, de meilleure preuve qu'en suivant le mouvement des idées dans les périodiques scientifiques. Je détache de l'*Union médicale*, 4 juin 1859, le feuilleton suivant qu'on chercherait en vain de nos jours, à son rez-de-chaussée où l'on ne trouve plus aujourd'hui que des banalités, et qui est absolument à l'encontre des doctrines soutenues par les Broca, les Charcot, etc., et par des périodiques scientifiques, très en vogue aujourd'hui.

« *Matérialisme de l'époque, Sursum corda.* Il faut aujourd'hui de terribles drames et de palpitantes émotions pour faire tressaillir les fibres de la société qui n'a plus, dans son luxe effronté, que railleries, que sarcasmes pour toutes les choses saintes.

« On se moque de cette influence en quelque sorte céleste, et qui devrait toujours régner sur nos âmes, puisqu'elle émane de l'intelligence infinie de Dieu; on ne croit plus à cette influence, véritable parfum que le ciel a mis dans un pli de notre âme.....

« Le médecin constate chaque jour les ravages de cette horrible plaie qu'on nomme le matérialisme, gangrène sénile de la société. Le matérialisme réduit l'intelligence au néant, la frappe d'athéisme et enlève toute notion du devoir et de l'obligation morale ; il fouille le cœur et n'y voit, comme l'anatomiste, qu'un *muscle creux*......
Le matérialisme est ce vent de mort dont parle V. Hugo, « qui ébranche partout la famille. » Voilà comment l'on savait encore protester en 1859 ; et l'on n'avait pas encore vu des savants athées et matérialistes recevoir les honneurs du bronze en plein quartier

latin, aux portes mêmes de l'*Alma mater*. Beaux exemples vraiment que l'on offre à la jeunesse française. De telles doctrines préparent à la patrie des sinistres jours !

Quel fait étrange en vérité, que cette diminution ou disparition de la foi chez les médecins. Il semble vraiment qu'ils devraient être les derniers à la perdre. Comment en effet ne pas être saisi des plus hautes pensées en face de cette vue quotidienne de la mort, en face de ces misères, tortures et douleurs, morales ou physiques qui écrasent la pauvre humanité. Tout ce qui se déroule sous les yeux du médecin dans sa vie professionnelle n'est-il pas fait pour le ramener vers ces régions élevées où l'on trouve Dieu, et la religion qui vient, avec ses dogmes, donner la paix à nos âmes, l'espérance aux mourants, et l'explication rationnelle des incessantes défaillances de « notre humaine race ». Que tout autre que le médecin perde la foi, je le comprends, mais lui... Pour la garder, il n'en resterait qu'un, ce devrait être celui-là.

Quelle découverte scientifique, quelle raison avons-nous aujourd'hui pour légitimer, justifier cet oubli, ce renoncement de la foi de nos pères qui furent si fidèles à leurs saintes croyances; qui s'est trompé ici, eux ou nous? Quel est l'audacieux qui se lèvera pour affirmer que le monde n'en marche que mieux? On a voulu accorder à la raison personnelle une souveraineté que certainement elle ne mérite pas, et on a substitué le désordre à l'ordre.

J'ai dit encore les peines disciplinaires.

S'il est un trait qui honore et caractérise l'ancienne Faculté, c'est sa « fière indépendance, ce sentiment profond de l'association pour la défense commune, ce besoin d'unité qui a présidé à sa formation. Ne rien demander qu'à soi-même, afin de ne rien devoir aux autres, telle est, et telle reste sa devise, lorsque déjà tout cède, autour d'elle, *aux envahissements de l'autorité royale*; principe puissant et fécond, que la monarchie, une fois, hors de page, ne sut peut-être pas assez respecter, pour le bonheur de la France, et pour sa propre durée. » (Raynaud.)

Comment nos pères avaient-ils gardé cette fière indépendance, ce sentiment profond de l'association, cette unité? Par de sages règlements strictement observés dont ils étaient seuls les maîtres.

Ils s'inclinaient devant Dieu et ses ministres, oui; mais ils ne subissaient pas le joug du grand maître de l'Université.

C'était une grande force pour une association, que de pouvoir juger elle-même ses membres, et de ne laisser à la loi civile que les faits de droit commun. Mieux que personne, elle pouvait prononcer, en connaissance de cause, mieux que personne elle exerçait une influence sur les membres de l'association. Aujourd'hui cette force n'existe plus, le juge civil a remplacé le juge professionnel. Exceptionnellement fera-t-on appel à quelques anciens de la corporation pour vider un différend. L'association en est singulièrement amoindrie; c'est une liberté perdue, et une liberté bienfaisante et légitime.

Plus heureux sous l'ancien régime, nos pères s'appartenaient vraiment. S'il fallait à certains de leurs actes la sanction royale ou l'arrêt du Parlement, ils jouissaient d'une plus grande liberté dans leurs écoles, dans leur vie intime professionnelle, et ils étaient vraiment maîtres chez eux.

Il y avait là « une législation intérieure, prévoyant et réglant jusqu'aux plus petits détails de la pratique journalière, s'imposant aux nouveaux venus avec une autorité au-dessus de toute contestation, et exigeant avant tout le sacrifice constant des intérêts de chacun à l'intérêt de tous. Véritable république, dont tous les membres vivaient sur le pied de la plus rigoureuse égalité, à laquelle ne pouvaient se soustraire ni le talent ni la fortune ». Les groupements professionnels qui se reforment aujourd'hui ne poursuivent qu'un but : corriger les effets fâcheux de l'individualisme issu des excès révolutionnaires, et l'association générale des médecins de France, les syndicats, le désir exprimé par quelques-uns de voir se constituer « l'ordre des médecins » ne sont autre chose qu'un retour vers une « législation intérieure » dont on sent la nécessité.

Aujourd'hui « trop souvent la confraternité peut être impunément oubliée ; trop souvent dans une profession où il est si facile de tirer avantage de l'abaissement d'autrui, les rivalités du moment font méconnaître l'intérêt supérieur de l'union et de l'estime mutuelles. Et ainsi semble se justifier le vieux proverbe : *Invidia medicorum pessima.* La liberté est assez belle pour qu'il soit permis d'en signaler les défauts ; et certes en voici le plus grave : aujourd'hui l'on cesse d'appartenir à la Faculté le jour où l'on reçoit son diplôme ; autrefois, c'était le moment où l'on commençait à en faire partie. Or la compagnie entière avait un intérêt évident à ce que son honneur ne souffrit pas des manœuvres de quelques particuliers. Sa gloire, à elle, était la propriété de tout le monde, et chacun en était jaloux. Aussi tout membre indigne était-il impitoyablement chassé. » (Raynaud.)

L'heure n'est-elle pas venue de savoir reconnaître ses erreurs, d'affirmer qu'il y avait, dans une telle conduite, la source d'une grande force morale, capable certes d'accroître la dignité professionnelle, et de ramener au respect qui s'est incontestablement amoindri. Ce n'est pas en vain que la liberté a fait passer sur nous son souffle bienfaisant ; et nous pouvons aujourd'hui voir renaître « l'esprit de corps, mais sans esprit d'exclusion, de chicane, d'entêtement et de routine » qui fut trop, hélas ! celui de l'antique Faculté, ce qui la rendit un jour « l'objet de la risée publique ».

La famille médicale s'est singulièrement accrue depuis ces époques déjà lointaines. Au XVIIᵉ siècle le nombre des médecins exerçant à Paris s'élevait entre cent et cent dix ; et bien souvent la « perpétuité de la médecine » était de coutume dans maintes familles. Dans de telles conditions, il était aisé certes de tenir la main aux usages et statuts. Mais si les époques ne peuvent se plier aux mêmes règlements, les principes sur lesquels ils reposent restent toujours vrais, bons, salutaires.

L'homme peut avoir besoin de les modifier selon les temps où il vit ; il ne peut, étant donné le fond de sa nature toujours une, les rejeter sans de sérieux et évidents périls. Immuable quant au fond, toujours mobile quant à la forme, c'est le progrès dans la tradition.

On peut, par exemple et à bon droit, ne plus vouloir de certains privilèges, mais ce que l'on peut et l'on doit toujours garder, c'est le respect. « Chacun maistre, disaient les anciens statuts, doit porter honneur à son devancier. » A l'école, il y avait le *banc des anciens* et le *banc des jeunes.*

Eh bien ! c'était là chose excellente, le principe restera toujours vrai, nécessaire. Nous nous en soucions trop peu, à notre époque; nous comprenons fort mal la démocratie. L'égalité ne suppose pas le nivellement. L'égalité n'est pas méconnue parce que l'on montre du respect pour ceux qui l'ont légitimement acquis par des services déjà rendus ou même par l'ancienneté.

Une démocratie sera d'autant plus forte qu'elle le comprendra mieux.

De nos jours enfin, les Facultés sont entretenues par l'État, tandis qu'autrefois elles devaient pourvoir elles-mêmes à leurs besoins et à toutes leurs dépenses. Qui ne comprendra qu'une telle conduite donnait une singulière autorité et une noble indépendance aux membres de l'Université? Aujourd'hui la Faculté de médecine, *payée par l'État qui empoche d'abord ses revenus,* ne vit plus que suivant son bon plaisir, et n'est plus maîtresse chez elle. Nos pères se fussent mal accommodés de notre servitude actuelle.

Rappelons encore qu'avant la réception au doctorat, le président ouvrait la séance par un solennel discours dans lequel il retraçait au candidat l'importance, la dignité de la profession médicale, lui exposait les devoirs qu'il avait à remplir, et les maximes d'honneur et de probité auxquelles il devait conformer sa vie. Salutaires usages assurément qui valaient un peu plus que le compliment banal du président de thèse. Utilité certes aussi que cet usage. On a quelquefois agité de faire un cours de déontologie à ceux qui vont entrer dans la carrière, et l'on peut affirmer que rien ne serait plus à sa place et plus profitable.

De tels efforts faits pour conserver l'honneur et la dignité professionnels n'étaient certes pas sans résultats, et Raynaud les a heureusement résumés d'un mot : « Lorsqu'on a vécu pendant quelque temps dans un commerce intime avec cette antique société, on en retire une douce et saine impression. Il y règne comme un parfum d'honnêteté qui réjouit l'âme par je ne sais quel mélange de virilité et de candeur. » Quel bel éloge, et combien il est vrai. Qui osera dire que la bienfaisante influence de la religion n'y contribua pour une très large part ?

C'est le vice du siècle de ne point vouloir faire intervenir Dieu, la religion dans les affaires sociales. Nos pères, plus heureux et plus sages, ne l'ont pas connu. Non, il ne saurait être admissible que l'homme créé par Dieu, et qui tient tout de lui ne lui rende pas un hommage, un culte aussi bien dans la vie privée que dans la vie publique.

Aucun progrès ne sera jamais entravé par l'affirmation publique de l'hommage de la créature au Créateur. Notre époque n'est aussi tourmentée, troublée, que parce qu'elle se refuse de le reconnaître. Rien de vraiment stable ne sera obtenu sans cela. *Homo homini lupus*. Il faut ici la religion pour que cette dure parole ne devienne pas une triste réalité.

Toutes nos associations professionnelles modernes n'ont qu'un seul lien, celui de l'intérêt matériel : ce n'est point assez. C'est un lien fragile, et que la première banqueroute politique pourrait anéantir pour toujours, et que resterait-il après ? Le lien moral qui nous unit est bien faible et n'a pas de sanction ; le lien religieux n'existe plus. « Depuis notre émancipation individuelle, a écrit Corlieu, le docteur en médecine, en possession de son diplôme, peut suivre la voie directe ou les chemins tortueux, sans encourir aucun blâme public. Il n'a d'autre tribunal que celui de sa conscience, *tribunal parfois bien indulgent; il n'en était pas ainsi autrefois.* » (*L'Ancienne Faculté.* p. 282.) Oui, c'est vers « autrefois » qu'il faut remonter si nous voulons, pour le XXe siècle, une ère moins agitée, moins troublée que la nôtre. Le mouvement révolutionnaire a forcé la note, il a été trop loin. Sachons le reconnaître, et retournons à cet esprit « des cahiers de 1789 », à cet esprit sage et pondéré de nos pères qui fut ainsi parce qu'ils surent ne séparer jamais les intérêts temporels des intérêts religieux. Qu'on lise les statuts et règlements de la Faculté de médecine de 1751 et l'on s'en convaincra. Nous suivons une mauvaise route : quand donc le reconnaîtra-t-on ?

Des hommes bien intentionnés semblent croire qu'en assurant à tous la sécurité de la vie matérielle on aurait résolu toute question : quelle erreur sociale ! N'est-ce pas un fait d'expérience que, le plus souvent, si la religion ne nous aide à dominer nos mauvais penchants, l'aisance ne sert qu'à nous démoraliser. N'est-ce pas le cas de répéter : l'homme ne vit pas seulement de pain? Mais, systématiquement on rejette de telles pensées qui, logiquement, nous amèneraient à proclamer les droits de Dieu, proscrits de notre société moderne.

S. — Malgaigne. *Œuvres complètes d'Ambroise Paré*, Paris, Baillière, 1840. — Quesnay. *Histoire de l'origine et des progrès de la chirurgie en France*, Paris, Hyon, fils, 1749, édition de 1744, avec gravures, in-4°. — Alexis Monteil. *La médecine en France, hommes et doctrines*, par H. Le Pileur, Paris, s. d. — Raynaud. *Les médecins au temps de Molière*, Paris, Didier, 1863. — *Commentaires de la Faculté de médecine de Paris*, 24 vol. in-8°, 1395-1786. — Hazon. *Éloge historique de la Faculté de médecine de Paris*, 1770. — Chereau. *Les anciennes écoles de la rue de la Bûcherie*, 1866. — Sabatier. *Recherches historiques sur la Faculté de médecine de Paris*, 1831. — Corlieu. *L'ancienne Faculté de médecine de Paris*, Paris, Delahayes, 1877. — Franklin. *La vie privée d'autrefois*, Paris, Plon, 1892. — Delthil. *Causerie sur la médecine à différentes époques*, Paris, Lauwereins, 1883. — Nicaise. *Premiers statuts des chirurgiens de Paris*, Alcan, 1893. — *Mémoires de l'Académie de Caen*, 1874. — *Chirurgie de maître Henri de Mondeville*, par le Dr Nicaise, en collaboration avec le Dr Saint-Lager et de Chavannes, Paris, Alcan, 1893, LXXVI et 903 pages.

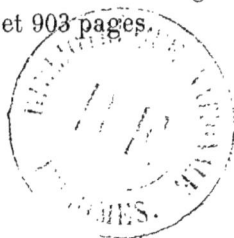

IMPRIMERIE LEMALE ET Cie, HAVRE

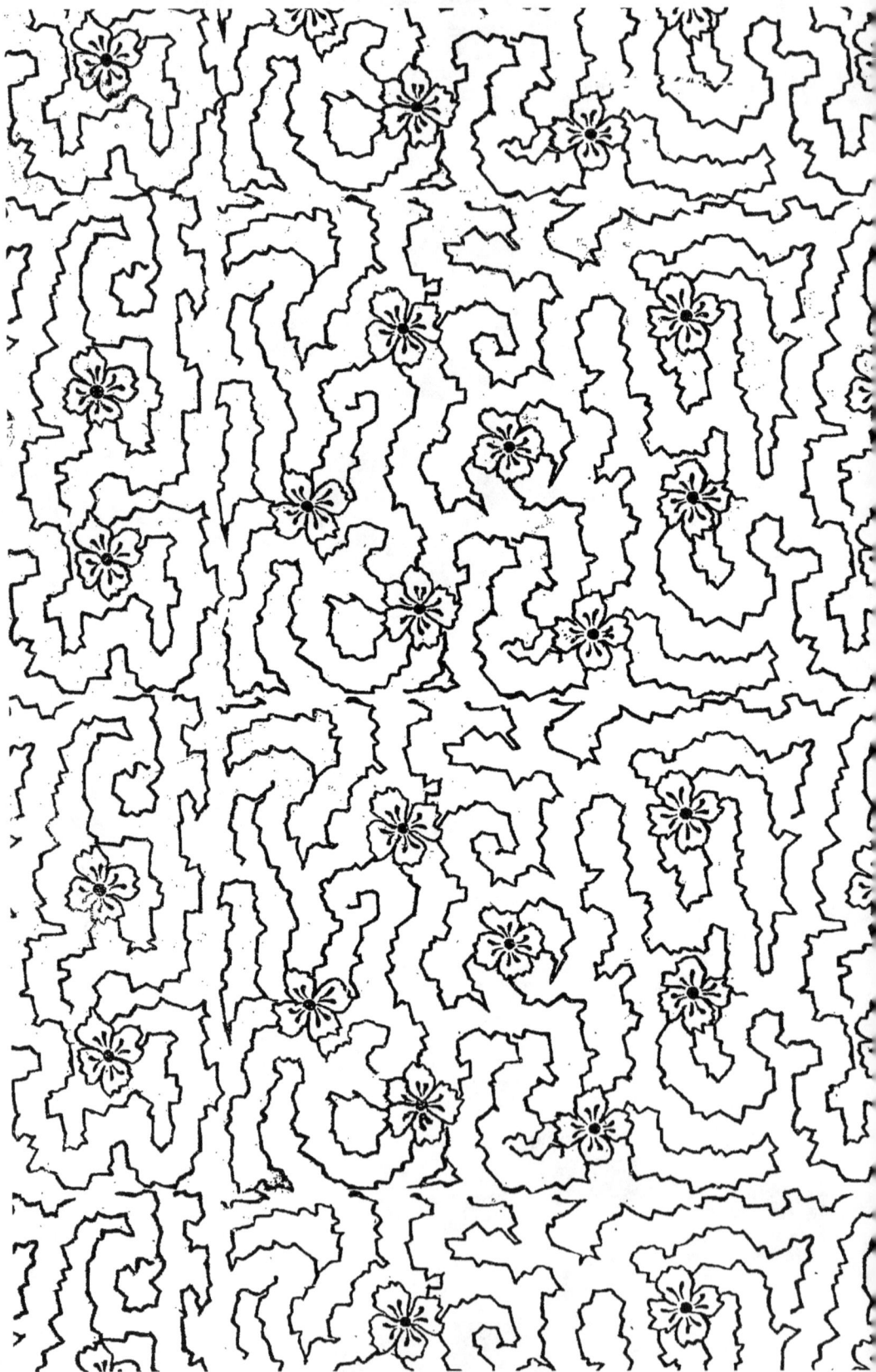

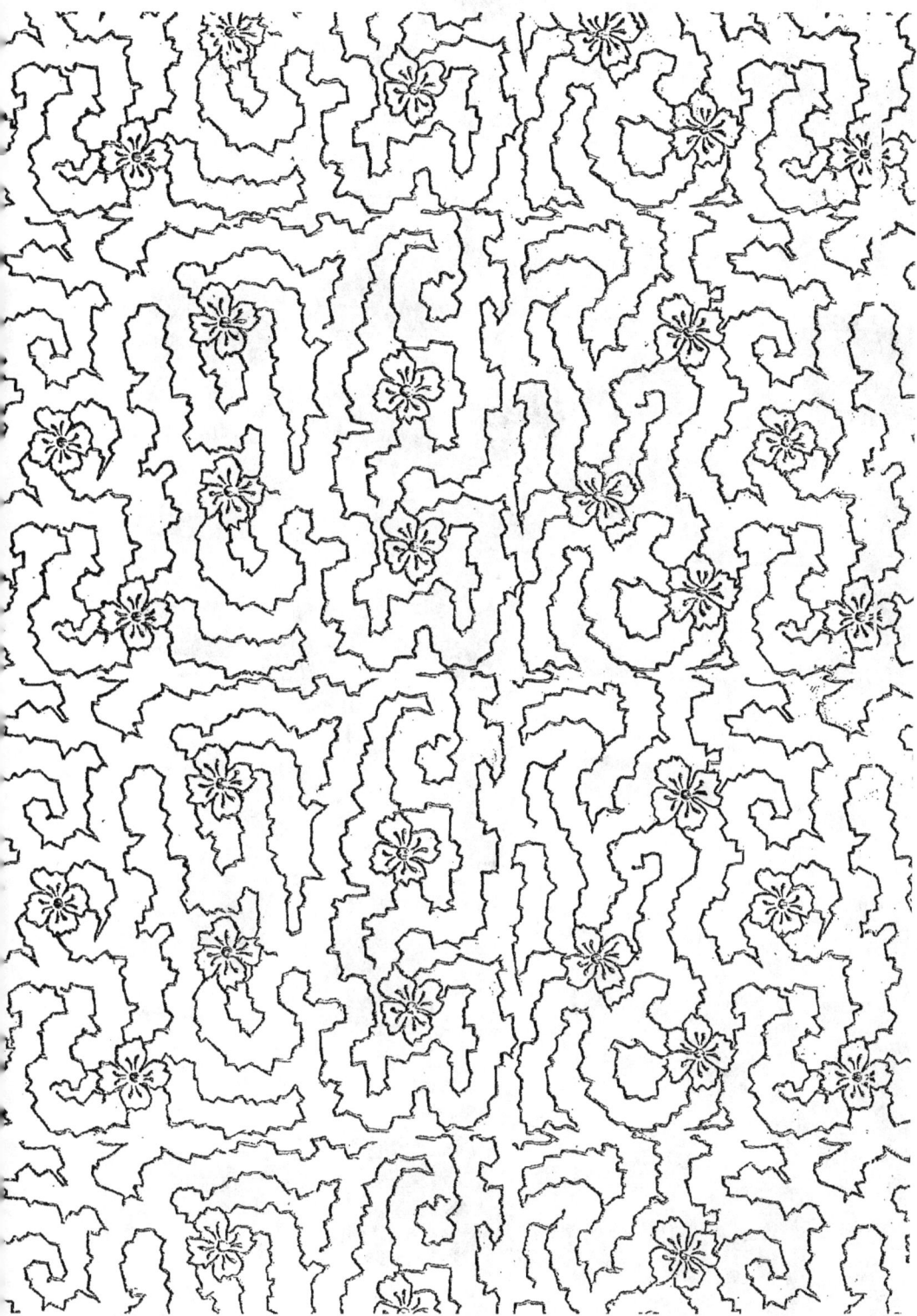

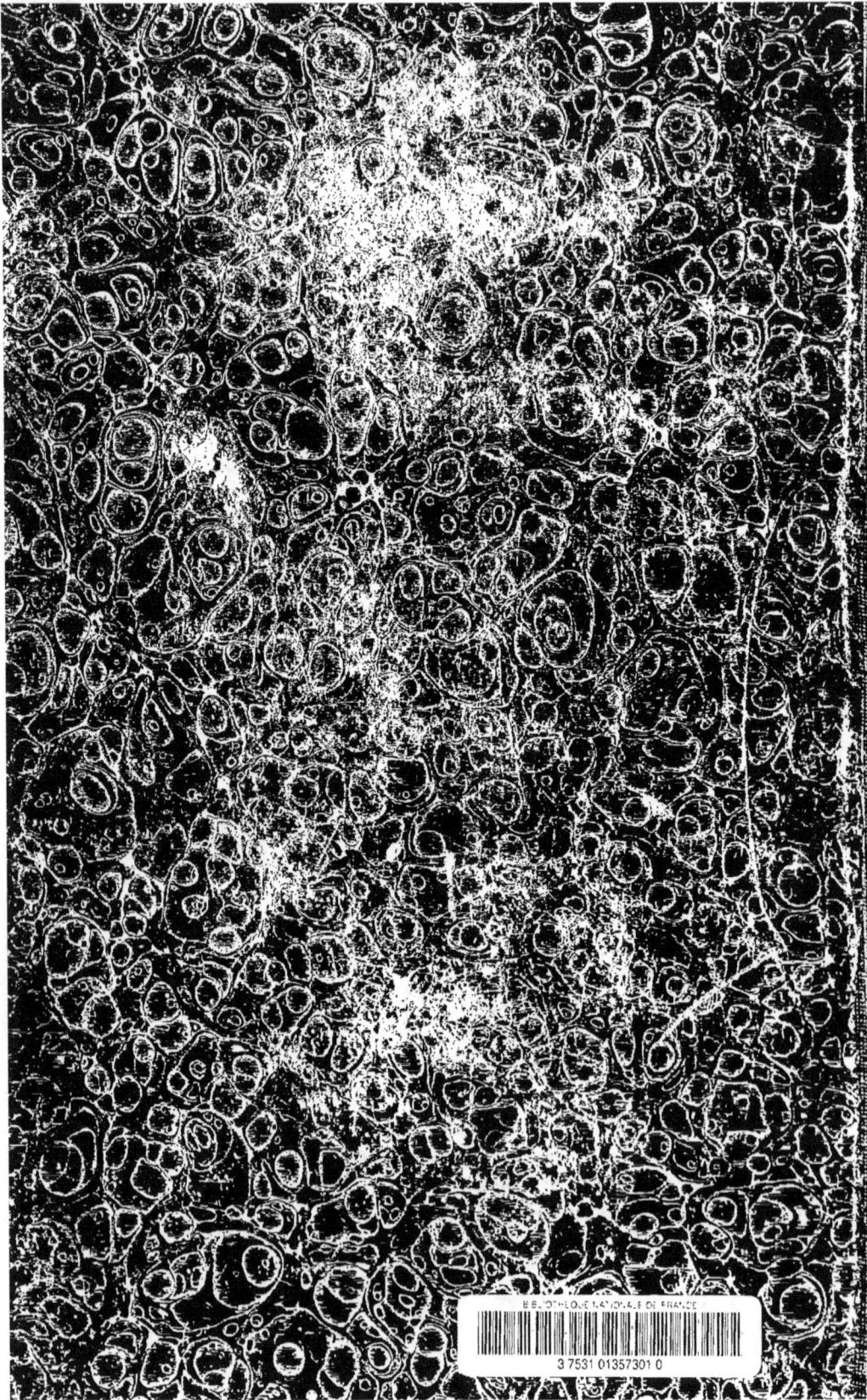

BIBLIOTHÈQUE NATIONALE DE FRANCE

3 7531 01357301 0

www.ingramcontent.com/pod-product-compliance
Lightning Source LLC
Chambersburg PA
CBHW071519200326
41519CB00019B/5998